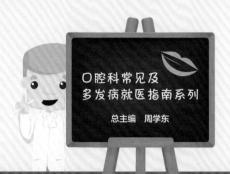

口腔科常见及
多发病就医指南系列

总主编 周学东

颜面整形与美容

就医指南

主 编 黄洪章

副主编 李祖兵 翦新春

U0212463

人民卫生出版社

·北 京·

图书在版编目(CIP)数据

颜面整形与美容就医指南 / 黄洪章主编 . —北京：
人民卫生出版社,2020.10

ISBN 978-7-117-30511-2

Ⅰ.①颜… Ⅱ.①黄… Ⅲ.①面 – 美容术 – 指南
Ⅳ.①R625.1–62

中国版本图书馆 CIP 数据核字(2020)第 187266 号

人卫智网	www.ipmph.com	医学教育、学术、考试、健康， 购书智慧智能综合服务平台
人卫官网	www.pmph.com	人卫官方资讯发布平台

颜面整形与美容就医指南
Yanmian Zhengxing yu Meirong Jiuyi Zhinan

主　　编：黄洪章
出版发行：人民卫生出版社（中继线 010-59780011）
地　　址：北京市朝阳区潘家园南里 19 号
邮　　编：100021
E - mail：pmph @ pmph.com
购书热线：010-59787592　010-59787584　010-65264830
印　　刷：北京顶佳世纪印刷有限公司
经　　销：新华书店
开　　本：710×1000　1/16　印张：11
字　　数：157 千字
版　　次：2020 年 10 月第 1 版
印　　次：2020 年 11 月第 1 次印刷
标准书号：ISBN 978-7-117-30511-2
定　　价：79.00 元

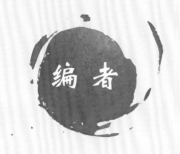

编者

（以姓氏笔画为序）

万启龙　武汉大学口腔医院

王　杭　四川大学华西口腔医院

刘习强　南方医科大学南方医院

刘海潮　中山大学附属口腔医院

李祖兵　武汉大学口腔医院

杨华胜　中山大学中山眼科中心

杨学文　武汉大学口腔医院

张金明　中山大学孙逸仙纪念医院

陈明春　中山大学孙逸仙纪念医院

侯劲松　中山大学附属口腔医院

高　兴　中南大学湘雅医院

黄丹平　中山大学中山眼科中心

黄洪章　中山大学附属口腔医院

翦新春　中南大学湘雅医院

主编助理　刘习强

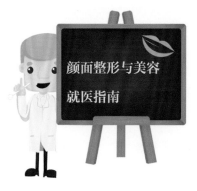

颜面整形与美容

就医指南

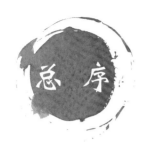

总　序

　　口腔是人体的第一门户,牙是人体最坚硬的器官,承担着咬切、咀嚼、发音、言语、美容、社交等生理功能。人们常说,牙好,胃口好,身体就好。口腔健康是人体健康的重要组成部分。2017 年公布的第四次全国口腔健康流行病学调查结果显示几乎人人都存在口腔问题。口腔常见病主要有龋病、牙髓病、根尖周病、牙周病、唇腭裂、错𬌗畸形、牙缺损、牙列缺失、口腔黏膜癌前病损、口腔癌等。口腔慢性病如龋病、牙髓病、根尖周病作为牙源性病灶,可以引起全身系统性疾病;而一些全身性疾病,如血液系统疾病、罕见病等也可在口腔出现表征,严重影响人体健康和生活质量。为提高百姓口腔卫生意识、促进全民口腔健康,我们编写了一套口腔科普图书"口腔科常见及多发病就医指南系列"。

　　本套书一共 12 册,细分到口腔各专业科室,针对患者的问题进行详细讲解,分别是《牙体牙髓病就医指南》《牙周病就医指南》《口腔黏膜病就医指南》《唇腭裂就医指南》《口腔颌面部肿瘤就医指南》《颜面整形与美容就医指南》《牙种植就医指南》《口腔正畸就医指南》《儿童牙病就医指南》《镶牙就医指南》《拔牙就医指南》《颞下颌关节与面痛就医指南》。主编分别由四川大学华西口腔医院、北京大学口腔医院、空军军医大学第三附属医院、中山大学附属口腔医院、南京医科大学附属口腔医院、中国医科大学附属口腔医院、广州医科大学附属口腔医院的权威口腔专科专家组成。

本套书以大众为读者对象,以患者为中心讲述口腔疾病的就医流程和注意事项,以症状为导向、以解决问题为目的阐述口腔疾病的防治,以老百姓的用语、接地气的语言将严谨、科学的口腔医学专业知识转化为通俗易懂的口腔常见病、多发病就医知识。具体有以下特点:①主编为权威口腔院校的知名专家、长期在口腔科临床工作的专科医生,具有多年行医的经验体会,他们在医学科普上均颇有建树;②编写时征询了患者对疾病想了解的相关问题和知识,采取一问一答的形式,以患者关心的角度和内容设问,用浅显的、易于理解的方式深入浅出地介绍口腔的基本知识,以及口腔常见病的病因、症状、危害、治疗、预后及预防等内容;③目录和正文内容均以患者就医的顺序,按照就医前、就医时、就医后编写疾病相关内容;④内容通俗易懂,文字生动,图文并茂,适合普通大众、非口腔专科医生阅读和学习;⑤部分图书配有增值服务,通过扫描二维码可观看更多的图片和视频。

编写团队希望读者认识口腔,提高防病意识,做到口腔疾病早预防、早诊治。全民健康从"齿"开始。

总主编　周学东

2019 年 1 月

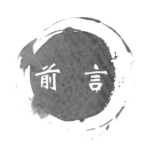

前　言

颜面部又称面部,俗称"脸""脸面"或"脸蛋",是指上起发际,下达下颌骨下缘,左右至双侧外耳之间的区域。爱美之心,人皆有之。随着社会的不断发展,生活水平的不断提高,人们越来越在意自己的外表、形象和气质,都希望拥有美观和谐的颜面部轮廓。随着年龄增长,颜面部会逐渐出现皱纹、皮肤松弛下垂、眼袋等老化现象。此外,各种先天性颜面部畸形及后天创伤、肿瘤和感染等造成的继发畸形,不仅严重影响外形美观和功能,也会给人带来巨大的心理压力和社交障碍。

近20多年来,随着国民整体健康水平的提高以及美容消费观念的改变,我国整形美容行业进入了快速成长期,各种技术、治疗手段层出不穷,接受颜面部整形美容手术的人数加速递增。但是,不少人受广告宣传的误导,加上缺乏可靠的信息来源,对于手术效果、风险等诸多方面存在认识不足和误区。

为了提高大众对颜面部整形美容的认识,2017 年 9 月,我们启动了科普图书《颜面整形与美容就医指南》的编写工作。全书共分为 11 章,大多以问答的形式呈现,旨在保证科学性与专业性的前提下,通过通俗易懂的语言介绍颜面部常见疾病的基本知识、主流的治疗方法和治疗效果、术后护理知识和相关注意事项等,以期为大众在求医和求美之路上抛砖引玉,使其少走弯路。

　　本书的编者来自全国各大医学院校的著名医学专家和学者，他们长期工作在临床一线，乐于科普，并愿意在繁忙的临床工作中抽出宝贵的时间参与本书的编写，在此感谢编写团队的精诚合作和无私奉献。书稿虽经过反复审阅校对，仍难免有不足之处，敬请各位读者和同道不吝指正，提出宝贵意见。

黄洪章

2020 年 8 月

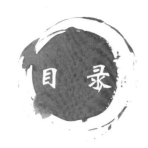

目 录

01

第一章
颜面微整形与美容

02 第二章
颜面皮肤激光美容

03

第三章

颜面色素痣

04

第四章

颜面部瘢痕

05

第五章

眼整形美容

06

第六章

眶、颧整形

07

第七章
鼻整形

08

第八章
耳郭畸形

09 第九章
唇颊整形

10 第十章
颌骨畸形整形

11

第十一章
颌骨缺损整形修复

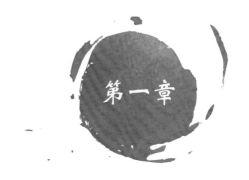

第一章

颜面微整形与美容

　　微整形也称注射美容,通常是指通过注射的方法,不需要外科手术,在较短时间内达到变美变年轻的目的,具有效果好、安全性高、痛苦小、恢复快的特点,越来越受到爱美人士的青睐。目前常用的微整形项目有 A 型肉毒毒素注射消除动态皱纹、瘦脸,透明质酸注射消除静态皱纹、修饰外形,以及自体脂肪注射充填等。微整形属于医疗行为,只有具备医疗美容资质的医疗机构才可开展。

第一节　颜面皱纹注射消除

1. 颜面皱纹是如何形成的?

　　颜面皱纹是面部皮肤老化的早期表现,通俗来讲就是面部凹凸的皱褶条纹。颜面容易出现的皱纹有额纹、眉间纹(也称川字纹)、眼角纹(也称鱼尾纹)、鼻唇沟纹(也称法令纹)、口角纹(也称木偶纹)、唇纹、鼻背纹、下颏纹等(图 1-1-1)。

颜面皱纹形成的主要原因有:皮肤自然老化及光老化、表情肌运动、重力作用、不良习惯如吸烟和熬夜等。颜面皱纹形成的可能机制:①表皮角质层中的自然保湿因子不断减少,皮肤的水合能力不断下降,导致皮肤组织细胞的水分减少,细胞皱缩、老化,出现细小皱纹;②真皮乳头层和网状层弹性纤维减少及退化,胶原纤维和弹性纤维排列紊乱,皮肤弹性降低;③相对于表面容积,真皮容积过多丢失,皮下脂肪萎缩及骨质吸收,加上重力的作用,形成皱纹;④面部表情肌附着于皮肤,表情肌的活动形成与肌肉收缩方向垂直的皱褶,随着年龄的增长形成皱纹。

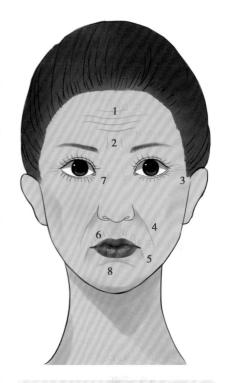

图 1-1-1　颜面皱纹
1. 额纹　2. 眉间纹　3. 眼角纹　4. 鼻唇沟纹　5. 口角纹　6. 唇纹　7. 鼻背纹　8. 下颏纹

2. 颜面注射除皱常用的产品有哪些?

目前我国临床合法使用的注射除皱产品主要有两种:A 型肉毒毒素和透明质酸。

(1) A 型肉毒毒素:A 型肉毒毒素简称肉毒素,是由肉毒梭菌分泌产生的外毒素中的 A 型。A 型肉毒毒素是最早制成的结晶毒素,易制备和保存,且其机制相对比较清楚,作用持久,故为目前临床应用最广泛的一种。通过生物测定,其具有一定生物效能的最小效价单位为 1 单位(unit,U)。

A 型肉毒毒素的作用机制:抑制运动神经末梢释放乙酰胆碱,从而使该神经支配的肌肉不能收缩。这种抑制作用发生在结合、内化、转位和裂解等多个步骤。同时,也作用于支配平滑肌和腺体的自主神经末梢,抑制神经末梢释放乙酰胆碱。另外有研究发现其通过抑制化学神经递质如谷氨酸、P物质、降钙素相关肽的释放及作用于钙离子通道,对痛觉系统产生选择性作用。

A型肉毒毒素作用不是永久的,随着时间推移,神经肌肉突触恢复乙酰胆碱递质释放,肌肉及腺体功能逐渐恢复。恢复时间存在个体差异,一般为4~6个月。

A型肉毒毒素的免疫原性及安全性:作为异种蛋白,其注入体内后有产生抗体的可能,但因面部除皱注射剂量小,产生抗体的可能性较低。国外研究发现,血清A型肉毒毒素抗体发生率为0.5%,50%以上抗体阳性患者仍可观察到注射后的临床作用。A型肉毒毒素的人体致死量为2 000~3 000U/次,一次注射不超过200U是安全的。面部除皱治疗注射总剂量小,且由于A型肉毒毒素具有高选择性,很难入血,亦不能透过血脑屏障,因而安全性较高。

(2) 透明质酸:透明质酸是广泛存在于生物体内的一种酸性黏多糖,在不同物种和组织中的化学结构相同。透明质酸具有亲水性,且可以和胶原蛋白及弹性蛋白结合,因此可以增加真皮及皮下组织容量,维持皮肤弹性。正是由于透明质酸良好的生物相容性及其独特的物理特性,使其自问世以来,成为理想且常用的皮肤填充材料。

透明质酸可被透明质酸酶降解,普通透明质酸在体内很快就会被代谢成水和二氧化碳。不同组织中的透明质酸半衰期不同,从几分钟到3周不等,在皮肤中其半衰期不到1天。由于透明质酸性质不稳定,临床使用其钠盐结合水分子形成的凝胶态作为皮肤填充剂。使用时,为了延长疗效,一般采用交联的方法改变透明质酸链的三维结构,以延缓其降解速度。经过交联的透明质酸产品,维持效果约6~9个月,部分产品的疗效可维持1~2年。医疗使用透明质酸产品的原材料是纯度相同,但分子量不同的透明质酸粉末。透明质酸视颗粒大小、交联剂的种类、交联程度及游离透明质酸含量不同,可以大致分为低黏度透明质酸(用于细小皱纹)、中等黏度透明质酸(用于较深皱纹和唇部)、高黏度透明质酸(用于鼻唇沟、颞部等大面积和深部填充)。透明质酸注射通过对真皮或更深组织间隙的容量丢失进行充填来去除皱纹。

3. 哪些情况不适合注射肉毒素?

(1) 神经肌肉接头疾病,如重症肌无力、上睑下垂等。

(2) 对肉毒素、人血白蛋白过敏者。

(3) 注射区域有皮肤损伤。

(4) 注射区域有感染。

(5) 最近进行过手术治疗。

(6) 月经期、妊娠期、哺乳期。

(7) 最近使用过氨基糖苷类抗生素或其他影响神经肌肉接头传递的药物。

(8) 期望值过高或心理素质不稳定者。

4. 哪些情况不适合注射透明质酸?

(1) 月经期、妊娠期或哺乳期。

(2) 注射部位有感染灶(单纯疱疹、痤疮、毛囊炎等)及皮肤病(白癜风、银屑病、湿疹等)活动期。

(3) 全身状况不良、凝血功能异常者。

(4) 对透明质酸填充剂成分过敏者。

(5) 期望值过高或心理素质不稳定者。

5. 眉间纹如何消除?

眉间纹又称川字纹,是指双眉之间形成的呈现川字形的皮肤皱褶(图1-1-2)。

(1) 肉毒素注射:肉毒素注射消除眉间纹适用于动态眉间纹。注射后预期目标是部分抑制或完全抑制眉间肌肉群收缩。注射位点通常选取五点法：鼻根部 1 个点，左右内眦正上方、眉毛（眶骨缘）上缘各 1 个点，左右瞳孔中线眶骨上缘 1cm 处各 1 个点（图 1-1-3）。注射层次为肌肉内。

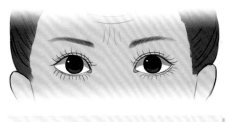

图 1-1-2　眉间纹

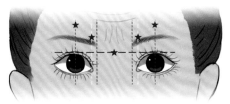

图 1-1-3　眉间纹肉毒素注射位点

注射注意事项：①患者正面观，嘱患者注视正前方并皱眉，观察收缩的皱眉肌及降眉间肌，并准确定位瞳孔中线，标记注射点。②注射前可使用表面麻醉剂或冰敷减轻注射疼痛。③鼻根部注射点为降眉间肌注射点，注射时可用左手捏起眉间皮肤形成褶皱，进针于皮肤下方肌肉层内。内眦正上方注射位点因皱眉肌在额肌下，进针应较深，注射于肌肉内。瞳孔中线上方注射位点因皱眉肌较表浅，于皮下注射即可。④注射位点不应低于骨性眶缘（否则可能引起复视和上睑下垂），注射位点外侧不应超过瞳孔中线（否则可引起眉下垂），注射位点不应过高（否则可影响额肌功能）。

可能的不良反应：①注射部位暂时的水肿、瘀斑、疼痛；②上睑下垂及眉下垂，通常 2~6 周可自行缓解。

（2）透明质酸注射：透明质酸注射消除眉间纹适用于静态眉间纹。注射前可冰敷或使用局部麻醉剂麻醉，常规消毒，注射时针尖斜面向上，以 30°角进针，进入真皮深层，退针线性注射，共注射 0.5mL 左右，然后轻柔按压挤平（图 1-1-4）。

注意事项：①注射区域血管丰

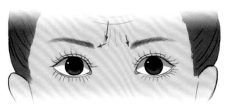

图 1-1-4　眉间纹透明质酸注射

富,应特别谨慎,注意注射位点在真皮深层,注射时应回抽,若见血液,应退针换位点注射;②注射时观察局部皮肤变化及询问患者疼痛情况,如出现剧烈疼痛或局部皮肤出现苍白,应立刻停止注射,并视情况进一步处理。

可能的不良反应:①局部红肿、疼痛或血肿;②血管栓塞导致局部缺血、组织坏死,如眼动脉栓塞甚至出现失明等严重反应;③局部组织感染;④注射部位出现结节或肉芽肿。

6. 额纹如何消除?

额纹又称抬头纹,是由于额肌收缩而出现的额部横向皮肤皱纹(图1-1-5)。

(1)肉毒素注射:肉毒素注射消除额纹适用于动态额纹。预期目标是部分抑制额肌收缩。通常选用两排法,下排距离眶上缘不小于2cm,上排距发际线不小于1.5cm,每排4~6个点,点与点之间的距离不小于1cm(图1-1-6)。

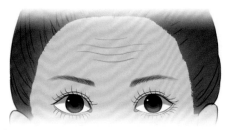

图 1-1-5 额纹

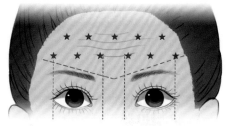

图 1-1-6 额纹肉毒素注射

注意事项:①额部皮下脂肪菲薄,鉴于肉毒素的弥散性,注射层次可较浅,注射于真皮内或皮下。②注射位点选择应个体化,宽额可选择三排注射,窄额可选择单排注射。③额肌对肉毒素较敏感,注射剂量可从小剂量开始,2周后复诊视情况可追加注射。④女性患者大多希望注射后眉尾上挑,下排最外侧位点最好不超过瞳孔中线,剂量亦可适度减少;男性患者下排最外侧位点可不超过外眦垂直连线。⑤下排注射位点不应低于眶上缘2cm,以减少上睑下垂发生的可能。⑥年龄超过 60 岁、皮肤松弛、注射前有上睑下垂者,可增加注射后不良反应的发生风险,应谨慎选择。

可能的不良反应:①注射局部肿胀、疼痛、瘀斑、头痛;②眉下垂、上睑下垂、复视;③面部表情不对称。

(2) 透明质酸注射:透明质酸注射消除额纹适用于静态额纹或患者不能、不接受肉毒素注射治疗。术前可冰敷或使用局部麻醉剂麻醉,常规消毒,注射时针尖斜面向上,以 30° 角进针,进入真皮深层,退针线性注射,如皱纹长度超过针头长度,可多点注射(图 1-1-7)。注射至皱纹凹面稍突出于皮肤,然后轻柔按压挤平。

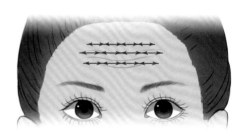

图 1-1-7 额纹透明质酸注射

注意事项:①注射层次避免过深以避开皮下神经及血管;②不应一次注射过多,以避免凸起皮面太多;③患者如不耐受疼痛,注射前可予以局部麻醉。

可能的不良反应:①局部血肿;②注射局部凸起,皮肤形态不自然。

7. 眼角纹如何消除?

眼角纹俗称鱼尾纹,是指两眼外眦旁呈放射状的横向皮肤皱纹(图 1-1-8)。

(1) 肉毒素注射:肉毒素注射消除眼角纹适用于动态眼角纹。通常可选择三点法,位点位于眶外缘 1cm,如果皱纹外侧延伸较远,可于第一排 3 个点外侧再选 3 个点注射,点间距 1cm 左右(图 1-1-9)。

注射事项:①注射层次在真皮层,特别是外眦水平线下方位点注射不能过深,肉毒素易弥散至颧大肌等肌肉,引起面部表情不对称或唇下垂;②注射时顺着皱纹方向,针尖由内至外以小角度接近平行于皮肤进针;③注射前应对皱纹进行评估,并评估眼周皮肤包括下眼睑的松弛程度及上睑下垂程度,以尽

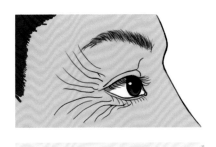

图 1-1-8 眼角纹

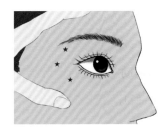

图 1-1-9 眼角纹肉毒素注射

量减少注射风险。

可能的不良反应：①注射部位疼痛、瘀青；②上睑下垂；③眼干、视物模糊、复视。

（2）透明质酸注射：透明质酸注射消除眼角纹适用于静态眼角纹。术前可冰敷或使用局部麻醉剂麻醉，常规消毒，注射时针尖斜面向上，以小于30°角进针，进入真皮中层，退针线性注射，如皱纹长度超过针头长度，可多进针点注射（图 1-1-10）。注射至皱纹凹面稍突出于皮肤，然后轻柔按压挤平。

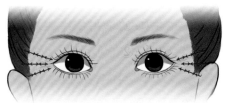

图 1-1-10 眼角纹透明质酸注射

注意事项：①肉毒素是眼角纹的首选治疗方法，当静态皱纹较深时才联合透明质酸注射治疗；②注射区域皮肤较薄，应避免注射层次过深；③注射剂量不应过多。

可能的不良反应：①局部疼痛、肿胀、瘀青；②微笑时局部皮肤隆起。

8. 鼻唇沟纹如何消除？

鼻唇沟纹俗称法令纹，是位于鼻翼两侧并向下延伸的一种类似沟痕的皮肤纹路，鼻唇沟将面颊部与上唇分隔开来（图 1-1-11）。

（1）肉毒素注射：肉毒素注射可改善鼻唇沟纹，对于提上唇鼻翼肌过度收缩引起的鼻唇沟纹，同时伴有露龈笑的治疗效果较好，多数时候作为填充剂注射鼻唇沟的辅助治疗。注射通常选择 2 个点，鼻唇沟最上端左右两侧各 1 个位点（图 1-1-12）。

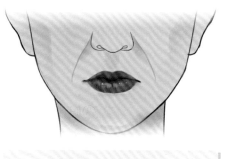

图 1-1-11 鼻唇沟纹

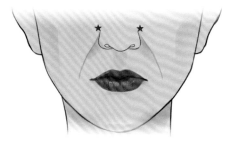

图 1-1-12 鼻唇沟纹肉毒素注射

注意事项：①注射层次应在肌肉浅层，注射时左手可辅助捏起皮肤，注射剂量宁少勿多；②注射前仔细评估患者情况，如患者皮肤松弛及上唇较长，应慎重选择肉毒素注射。

可能的不良反应：①两侧面部不对称；②上唇延长，微笑时面部不自然。

（2）透明质酸注射：透明质酸注射改善鼻唇沟纹适用于软组织容积丢失导致的鼻唇沟加深。较浅鼻唇沟纹：常规消毒，注射时针尖斜面向上，以 30°角朝向鼻翼进针，进入真皮中层或深层线性注射，皱纹长度超过针头长度，可多进针点注射，鼻唇沟末端可采用扇形注射。较深鼻唇沟纹：除了按照较浅鼻唇沟纹注射外，在鼻唇沟上端鼻翼三角区可加用骨膜上注射（图 1-1-13）。

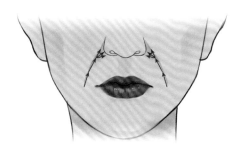

图 1-1-13 鼻唇沟纹透明质酸注射

注意事项：①所有注射点应选择在鼻唇沟内侧；②注射不应太过表浅，否则会出现线状隆起；③注射不应过量,完全消除鼻唇沟会导致面部不自然,产生类猿样外观;④注射完成后及时按压抚平;⑤注射时密切观察鼻翼是否出现苍白反应,如出现应及时停止注射并进一步处理。

9. 口角纹如何消除?

口角纹俗称木偶纹,是上下唇两边相连部分的皮肤上出现的凹凸条纹(图 1-1-14)。

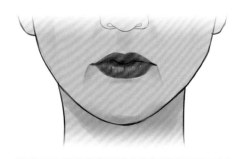

图 1-1-14 口角纹

(1) 肉毒素注射:填充注射是口角纹的首选治疗方法,联合肉毒素注射可使填充效果更理想。注射位点通常选择每侧两个点,分别为角膜外侧垂线与鼻翼 - 口角连线的交叉点,外眦垂线与下颌缘的交叉点(图 1-1-15)。

注意事项:①注射层次在肌肉内;②内侧注射点由内上向外下进针,距离口角处不能少于 1cm;③外侧注射点由外下向内上进针,可嘱患者紧咬牙以显露咬肌外缘,避免药物注入咬肌。

可能的不良反应:①面部表情不对称;②吸吮困难。

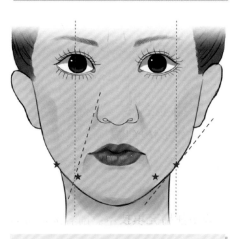

图 1-1-15 口角纹肉毒素注射

(2) 透明质酸注射:除皮肤过度松弛和褶皱堆积的口角纹外,其他口角纹均可注射透明质酸。注射前可冰敷或使用局部麻醉剂麻醉,常规消毒,注射时针尖斜面向上,以小于 30° 角进针,从皱纹最下端进针,如皱纹较长,可

有 2~3 个进针点,进入真皮中层或深层,退针扇形注射,注射后轻柔按压挤平
(图 1-1-16)。

注意事项:①注射层次不应太过
表浅,否则易引起可见的隆起;②避
免注射至口角纹外侧,可能会加重皱
纹;③口角纹应以扇形注射为主,使
颏部与颊部过渡自然,不应单纯线状
注射;④治疗应以缓解为主,不应过
度注射,否则可导致外观不自然。

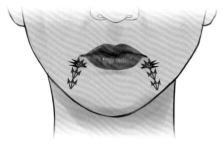

图 1-1-16　口角纹透明质酸注射

可能的不良反应:①瘀青、肿胀、红斑;②两侧不对称、线状凸起。

（陈明春）

第二节　面部脂肪填充

1. 面部脂肪填充怎么做?

随着年龄增长,面部逐渐老化,表现为皮肤真皮变薄、皱纹增多,面部肌
肉萎缩,面部深层脂肪室萎缩,浅层脂肪室下移,甚至骨质吸收导致骨性轮廓
衰减。对颜面部老化或先天局部凹陷的情况,目前通常采用透明质酸或者自
体脂肪注射充填技术。前者无需抽取自体脂肪,操作简便快捷,痛苦小,缺点
是维持时间短,需要反复进行,累计费用相对较多。后者虽然需要抽取自身脂
肪,创伤相对大一些,但优势也是明显的,因为移植的自体脂肪一旦成活则会
永久保留,无需长期反复注射,同时可以移植脂肪干细胞,它会释放多种生长
因子,可以改善面部皮肤的色泽、质地。

自体脂肪填充可以从上臂、腹部或大腿内侧等脂肪堆积较多的部位抽

取,根据患者脂肪堆积的情况,与患者沟通后确定采集部位,采集的量视需要而定。部分患者可能希望同时减肥雕塑体形,则按抽脂减肥处理。有人认为大腿内侧的脂肪成活率更高,但研究证明,不同部位的脂肪差别不大。目前基本采用湿性抽脂技术,即注射肿胀液于需抽脂部位后再行抽脂。将抽取出来的脂肪通过沉淀、过滤或者用离心机离心分离处理,纯化脂肪,然后注入面部相应部位。注射时应避开血管,以免误入血管,为此要求医生对面部解剖非常熟悉,注射时遵循少量、多点、多平面、缓慢推注的原则。目前脂肪移植的国际公认标准方法被广泛认可的是 Coleman 技术,主要体现在脂肪的处理加工上,建议用 3 000r/min,离心 3 分钟后再注射,但也有人主张静止纯化或者过滤纯化,各有优缺点。有人认为采用钝针注射可适当减少脂肪栓塞风险,但也有学者并不认同,认为钝针或者锐针注射没有显著差异,钝针同样可以发生脂肪栓塞,重要的是熟悉面部解剖。考虑到移植的脂肪有一定程度的吸收,吸收程度 30%~70% 不等,因此第一次脂肪注射可适当填充多一些,但眶周例外,宁少勿多,根据脂肪吸收情况可半年后再次填充。手术可在局部或者阻滞麻醉下完成,也可辅以静脉麻醉,表面麻醉的效果不佳。

2. 面部脂肪填充有哪些材料?

脂肪移植风靡几十年来,相继有不同作用的产物出现,如高密度脂肪、大颗粒脂肪、小颗粒脂肪、纳米脂肪、脂肪干细胞、脂肪浓缩物等,各有其优势,前三者主要解决容量问题,后三者因富含多种生长因子及干细胞成分更多在细胞疗法中发挥作用。纳米脂肪是在小颗粒脂肪的基础上,进一步用物理方式乳糜化脂肪的产物。乳糜化过程将脂肪中形态比较大的成熟脂肪细胞破坏掉,而脂肪干细胞等一些微小的细胞成分得以保留。这种物理处理程序可以理解为获取脂肪干细胞的过程。纳米脂肪中脂肪干细胞的数量很少,还会有大量破坏的油滴混杂其中。脂肪干细胞是在纳米脂肪的制备基础上进一步富集脂肪干细胞并去除油滴,得到富含脂肪干细胞和细胞外基质(主要成分是胶原蛋白、弹性蛋白和黏多糖)的产物。这种产物颗粒很小,可以用口径很细的针头推注,因此可以用其注射填充一些非常细小的皱纹,如眼角纹、颈纹以及黑眼圈等,此外也可以提高移植脂肪的成活率。具体应用到面部,可以填充额部、颞部(太阳穴)、颊部、颧部、眉间、眶周、泪沟、苹果肌、鼻旁,以及隆鼻和丰唇,能起到填充凹陷、调整轮廓、消除皱纹、改善皮肤质地、增加真皮厚度等作用,达到面部年轻化的效果。

3. 面部脂肪填充术后护理及注意事项有哪些?

(1) 保持手术部位干燥清洁,每日消毒。为促进脂肪成活,尽量避免面部的表情活动,也有人主张适当加压包扎制动。

(2) 抽脂部位术后加压包扎或穿弹力衣裤固定。大量抽脂一般需要穿戴3个月,小面积抽吸者需穿戴1周左右。

(3) 移植脂肪会有吸收的情况,存活率30%~70%不等,不同的部位、不同的个体差异甚大,术后3~6个月效果基本稳定。为达到最终效果,术后6个月左右可重复注射。

自体脂肪面部填充是采用自体组织,无排异反应,取材方便,一次手术长期改善,但手术可能造成肿胀、瘀青、血肿、感染等并发症,极个别情况可出现脂肪栓塞造成严重后果,故术者需对脂肪填充相关技术要点及面部解剖熟练掌握。

第三节　鼻唇沟浅化成形

1. 什么是鼻唇沟?

鼻唇沟位于颧颊部与上唇、鼻翼之间,是颊部与鼻翼、唇部之间的分界线,呈现凹陷性面部线条,从鼻翼到唇联合(口角),向上延伸至鼻两侧,向下延伸至唇联合以下，严重者可继续向下延伸至颏部，形成一条长的沟。根据鼻唇沟成角的不同，将其分为凹形、直线形、凸形（图 1-3-1）。

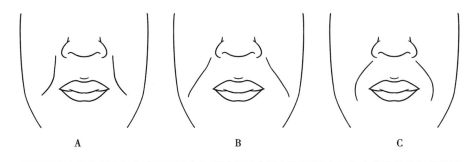

A　　　　　　　　　B　　　　　　　　　C

图 1-3-1　鼻唇沟
A. 凹形　B. 直线形　C. 凸形

2.　鼻唇沟是怎样形成的？

除了先天因素，如上颌骨发育不良、面中部凹陷导致鼻唇沟凹陷以外，大多数鼻唇沟都是衰老所致。鼻唇沟外上方是颊面部，主要为脂肪分布区，随着年龄增长，颊侧深层脂肪萎缩，浅层脂肪肥厚，造成颊侧深层的支撑组织减少，皮肤松弛，向内下方下垂堆积，而内下方靠鼻唇侧的组织相对致密，这种毗邻结构上的差异，导致外上方与内下方因落差而形成鼻唇沟，并随年龄增大逐渐加深。此外，长年累月的面部表情活动，提上唇鼻翼肌、颧大肌、颧小肌的过度收缩，也会导致鼻唇沟加深，出现鼻唇沟纹。鼻唇沟加深成为面中部老化最常见的体征。

3.　如何浅化鼻唇沟？

鼻唇沟过深会给人外观衰老的印象，显得憔悴没有精神，目前可以通过面中部提升或者填充来解决。

（1）面中部提升：采用除皱的方法可提升松弛的面中部组织，通过内窥镜,经下睑睑缘切口,广泛剥离面中部组织直达鼻唇沟,然后将松弛下坠的组织向外上方提升固定。此外,也可以通过埋线提升(线雕)的方法提升松弛的组织,浅化鼻唇沟。

(2)注射填充剂:如果松弛不是太明显也可以通过注射透明质酸或者自体脂肪填充鼻唇沟,填充透明质酸创伤小、恢复快,有立竿见影的效果,基本不影响工作,缺点是透明质酸会逐渐被吸收,大概可以维持1~2年,因此需定期重复注射。自体脂肪填充鼻唇沟,由于需要抽取自身的脂肪组织,相较透明质酸创伤更大一些,治疗过程所耗费的时间也更长一些,好处是注射的脂肪不会全部吸收,一般有30%~70%的脂肪能够永久成活,这样就无需反复多次注射,通常1~2次即可。但不管是注射透明质酸还是自体脂肪,都有注入血管造成血管栓塞的风险,因此注射时要掌握好层次和注射的节奏。现在有一些非法机构从事微整形治疗,操作者甚至不是医生,因此一定要注意甄别,务必去有资质的正规医疗机构就诊。

(3)注射肉毒素:肉毒素注射是通过阻断提上唇鼻翼肌及提上唇肌表浅的肌纤维从而减弱肌力。这对于一些因为表情肌过度收缩所造成的鼻唇沟纹有一定的效果。

(4)其他:由于鼻唇沟外上方下垂的原因主要是脂肪的堆积和肥厚,除了提升,还可以通过吸脂或者溶脂的方法,去除松弛下垂的脂肪,达到鼻唇沟浅化的效果,同时也可以填充、提升联合使用,以达到最佳的效果。

第四节 酒窝成形

1. 酒窝是如何形成的?有哪些特点?

酒窝也称面靥,是颊部皮肤的微小凹陷,多位于口角外侧面部皮肤,多在笑时出现。关于酒窝的形成,一种理论认为是面部的表情肌,主要是颧大肌部分肌纤维直接止于面部皮肤真皮层,肌肉活动时,收缩的肌纤维牵动真皮,在皮肤上形成凹陷,即酒窝。是否有酒窝,与表情肌发达程度有关。也有人认为,酒窝的形成与面部表情肌的发育不良有关,主要是颧大肌、颧小肌、笑肌发育不良或变异,形成缺陷及凹陷,当微笑时,该处出现了酒窝的形态。但更多的学者认为是肌纤维在真皮上的异常止点所致。

酒窝多数位于口角的外侧,呈单侧或者双侧分布,位置、数量及形状不尽相同。两侧同时出现者比单侧出现者多。酒窝的形状可以是圆形、椭圆形、裂隙形及锥尖圆点形等,其中圆形及椭圆形居多。

2. 酒窝成形手术方法有哪些?

该手术本身不大,也不复杂,几十年前就有人做过。有经验的整形外科医生一般在局麻下就可以完成。手术的原理就是使面颊部的真皮与表情肌形成粘连。

那么酒窝应在什么位置呢? 如果一侧已经有酒窝,在对侧相应的位置形成酒窝最为理想。如果双侧都没有,理想的位置用以下方法可以确定:①口角水平线与外眦向下的垂线在口角外侧的交汇点;②患者自己要求的位置。

酒窝成形术方法很多,可以经皮手术,也可以经口腔黏膜切开手术。经口腔黏膜切开手术与经皮手术相比,其好处是不会留瘢痕。在口腔内的颊黏膜上,做长约 2cm 的切口,分离黏膜、肌肉、皮下脂肪直达真皮,去除少量的肌肉和脂肪组织,然后以缝线从一侧进针,贯穿黏膜、肌肉、脂肪、真皮,再从对侧的脂肪、真皮、肌肉到黏膜穿出,缝线打结,这样酒窝就形成了,称为经黏膜切开缝线法。另一种方法是经黏膜切开埋线法,即进针和出针都不带黏膜,从肌肉进针再从肌肉出针,这样打结以后,线结就埋在了黏膜下。还有一种方法是经皮埋线,皮肤不做切口,在盲视的情况下,将真皮与颊肌缝合,由于没有切口,创伤小、恢复快,但对术者的技术要求高,存在不确定性。

3. 酒窝成形术后要注意什么？

术后应注意口腔清洁，2 周内不得大笑。术后新形成的酒窝可能不太自然，笑不笑都存在，大概 4~6 周后逐渐恢复自然，个别患者可能需要半年。

可能发生的并发症有伤口出血，形成的酒窝突然消失。经皮肤埋线有损伤面神经的报道，比较少见的并发症是腮腺导管的损伤。因此，酒窝成形手术虽然不大，但应该去正规的医疗机构找有经验的整形外科医生就诊。

第五节 颜面皮肤紧缩——线雕

1. 什么是线雕？

所谓线雕就是埋线提升术。传统的面部提升术从单纯的皮肤收紧到多层组织的收紧，要求对面部浅表肌肉筋膜系统进行广泛和细致的剥离，虽然效果确切，但是术后恢复期长，围术期并发症多。随着现代社会生活节奏的加快，越来越多的人追求微创、误工期短的治疗方式，埋线提升术就是在这样的背景下出现的。该技术具有操作简便、创伤小、治疗时间短、并发症少、误工期短的优点。埋线提升是将特制的锯齿线直接埋入皮下面部浅表肌肉筋膜层，从颞部进针，由深入浅，穿过面部浅表肌肉筋膜层、脂肪垫等，对松弛下垂的组织进行提升，从而改善皱纹、松弛等现象。

线雕可以应用在眉毛提升，面中部包括苹果肌提升、鼻唇沟浅化，以及下颌缘线、下面部提升，颈部收紧提升，尤其是颏颈角的重塑。可以与面部脂肪抽吸或面部脂肪移植联合使用。

线雕最早由 Sulamanidze 介绍，他采用锯齿线提升面部，并称其为 APTOS

线,当时采用的材料是不可吸收的,双向倒刺,后来对锯齿的方向进行了多次改进,现在更多使用的是可吸收线,也就是 polydioxanone,简称 PDO 线,具有良好的拉力和柔韧性,PDO 线具有多个方向的锯齿,植入组织后,通过这些锯齿锚定在组织上起到提升的作用。在愈合过程中,PDO 线逐渐水解,拉力日减,而愈合的伤口张力日增。植入的 PDO 线一般在半年左右吸收,由于 PDO 线是一种强力的胶原刺激剂,即刻的作用是提升,随后它可以刺激胶原增生,使真皮增厚,这个效果可以维持 12~15 个月。

2. 线雕怎么做?

术前设计在坐位下进行,在面部标记好需要提升的部位,画好布线的位置与方向(图 1-5-1)。埋线在局麻下进行,进针点一般在颞部,大约在发际后方 1cm 处,以 18G 针头戳一小口,沿布线通道注射局麻药液,一是止痛,二是止血。然后,通过套管针将 PDO 线从颞部植入到鼻唇沟与口角纹处,拔出套管针,将 PDO 线留在组织中,通常一侧面部植入 5 根 PDO 线,具体到每个人会略有差异。

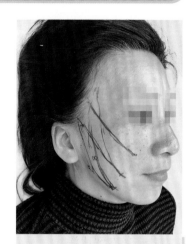

图 1-5-1　术前于右侧面部标记埋线的方向与进针点及路径

3. 线雕术后要注意什么?

术后冰敷减轻水肿,口服抗生素 3~5 天防止感染,术后 2 周内建议仰卧位睡眠。术后并发症比较轻微,常见的有面部轻微肿胀、瘀青、皮肤不平整,一般 4~6 周恢复正常。

（张金明）

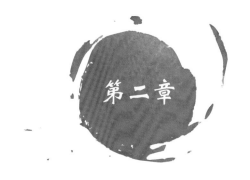

第二章

颜面皮肤激光美容

简单来说,激光就是能够产生激光的物质在特殊条件下受激释放并放大的光。激光器的命名是根据激光产生的"中介",如果是CO_2,就称为CO_2激光;如果是红宝石,则为红宝石激光;如果是翠绿宝石,就是翠绿宝石激光。当皮肤吸收激光的能量后,产生光热效应,温度升高,可以美白祛斑、紧致嫩肤等。

色斑实际上是皮肤局部的色素团块堆积,看起来颜色深的色斑位置反而浅一些,而颜色浅的色斑位置深一些,所以治疗浅色斑更花力气。激光可以快速透过表皮到达深层的色素,粉碎色素,被分解的色素随着人体的新陈代谢排出体外,也正因为激光祛斑选择的波长只针对色素,所以激光祛斑是不留瘢痕的。

第一节　雀　斑

1. 什么是雀斑?

雀斑多见于女性,男性也可见,往往 3~5 岁开始出现。常常发生于面中部,日晒后会加重,肉眼观为散在的针头至米粒大小、淡褐色或深褐色斑疹,形状大小不一,不痛不痒,斑与斑之间互不融合(图 2-1-1)。雀斑常可在家族中找到类似患者,所以推测与遗传有很大关系,但这并不代表雀斑一定会遗传给后代。

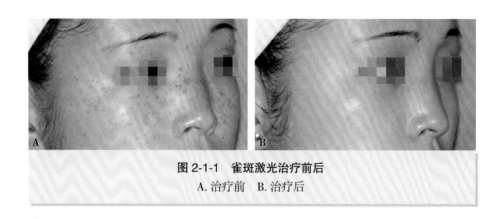

图 2-1-1　雀斑激光治疗前后
A. 治疗前　B. 治疗后

2. 如何治疗雀斑?

目前治疗雀斑效果最好的激光是数调 Q 激光,尤其是波长为 755nm 的紫翠绿宝石激光,通常 1~2 次即可取得很好的效果,有些雀斑比较顽固,可能需要 3 次或者更多,每次间隔 3~6 个月。激光术后一定要做好防晒和护理,结痂前切记要预防感染,结痂后切记要耐心等待痂壳自然脱落。贯穿整个治疗过程中最重要的注意事项是防晒,一定要帽子、口罩、眼镜、防晒霜、太阳伞齐上阵。

第二节　黄　褐　斑

1. 什么是黄褐斑?

黄褐斑也被称为妊娠斑,因为好发于青中年女性,尤其是怀孕后出现或是变得更明显,男性也可见。黄褐斑又叫"蝴蝶斑",是因为其常常对称分布于双侧面颊,包括鼻背,形似蝴蝶,因而得名。严重的黄褐斑可以累及整个面部,肉眼观为黄褐色或深咖啡色斑片,边界清楚,但是原本肤色黧黄的人可能边界不是很清晰。目前普遍认为黄褐斑与妊娠、紫外线、化妆品、内分泌紊乱、某些药物如避孕药、某些疾病如肝病、遗传等有关,其范围和颜色受到日晒、情绪、睡眠、雌激素水平等的影响。国外学者将其分为四型:表皮型、真皮型、混合型和无改变型。

2. 如何治疗黄褐斑?

黄褐斑病因错综复杂,治疗较难,目前公认的是先找到诱发因素,去除诱因,再辅以综合治疗,包括口服药物、激光治疗、果酸治疗、导入、外用药物等。

多种方法可用来治疗黄褐斑,包括 Q 开关 Nd:YAG 激光(波长 532nm、1 064nm)、Q 开关翠绿宝石激光(波长 755nm)、Q 开关红宝石激光(波长 694nm)、强脉冲光疗法,看似选择很多,但疗效都有限。目前多主张选择强脉冲光疗法,太强的激光容易激惹到黄褐斑,很可能适得其反,强脉冲光疗法则相对温和,但需要多次治疗,每次治疗间隔 1~2 个月,具体如何选择要咨询专业医生。黄褐斑激光术后的皮肤保养同雀斑治疗后。

　　黄褐斑单一使用激光治疗的效果欠佳,需要综合治疗才会有不错的效果,并且不论从身体上还是心理上都要做好"打持久战"的准备,调整作息尽量不熬夜,管理好情绪不抑郁,养成良好的生活习惯,学习正确护肤,做好防晒,不轻信各种"祛斑霜、祛斑面膜",坚持正规治疗,就能成功治疗黄褐斑(图 2-2-1)。

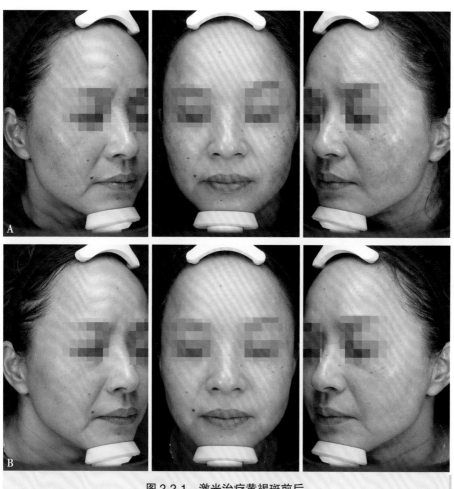

图 2-2-1　激光治疗黄褐斑前后
A. 治疗前　B. 治疗后

第三节 老 年 斑

1. 什么是老年斑?

随着年龄的增长,皮肤也在不断老化,便会出现老年斑,也叫脂溢性角化,或称老年疣,是老年人最常见的良性表皮肿瘤,常见于头面部、手背等暴露部位,一个或多个,多为浅褐色斑疹,有些会突出于皮肤表面形成扁平丘疹,表面粗糙,可缓慢增大,颜色变深,数目增多,但不痛不痒。虽然是肿瘤,却极少发生恶变。

2. 如何治疗老年斑?

从安全角度来讲,老年斑不是非治疗不可,但若考虑到美观,可以选择激光、冷冻治疗。冷冻治疗虽然相对便宜,但很容易色素沉着,故多建议选择激光治疗(图2-3-1)。Q开关翠绿宝石激光(波长755nm)、CO_2激光效果较好,轻者1~2次即可去除,少数重者需要3次或更多,每次治疗间隔2~3个月,同时要做好防晒。

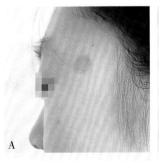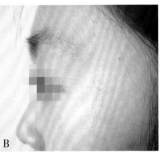

图2-3-1 激光治疗老年斑前后
A. 治疗前　B. 治疗后

第四节 太 田 痣

1. 什么是太田痣?

太田痣又名眼上腭褐青色斑痣,俗称"黑胎记",实际上是皮肤真皮黑素细胞聚集引起的,多累及单侧三叉神经分布区域(包括额、眼周、巩膜、面颊等),所以多表现为单侧面部的褐青色或黑褐色斑片,近 2/3 的患者出生或生后不久便会出现,还有一部分于青春期前后才出现。这个胎记和一般婴儿臀部的"青胎记"不同,是不会随着年龄自行消退的,必须治疗。

2. 如何治疗太田痣?

目前治疗的最佳选择是 Q 开关翠绿宝石激光(波长 755nm)和 Q 开关 Nd:YAG 激光,需要多次治疗,每个疗程 4~6 次,每次治疗间隔 3~6 个月,大部分患者 1 个疗程即可,少数需要 2 个疗程(图 2-4-1)。

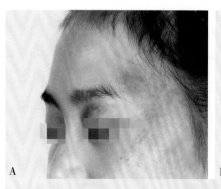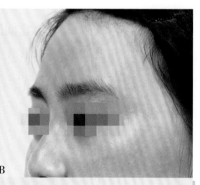

图 2-4-1 激光治疗太田痣前后
A. 治疗前 B. 治疗后

由于太田痣位置深,所以治疗过程中的疼痛感会明显一些,部分小面积者可以忍受。通常术前局部外敷复方利多卡因软膏 1 小时以上,可以有效减轻疼痛。术后治疗部位会即刻出现红肿,冰敷后可缓解,注意防晒。

第五节 鲜红斑痣

1. 什么是鲜红斑痣?

鲜红斑痣俗称"红胎记",也称毛细血管扩张痣或葡萄酒样痣,新生儿的发病率为 0.3%~0.5%,大部分出生就有,多见于头面部,肉眼观为单个或多个红色、边界清楚、大小不等的斑片,可随婴儿的生长发育逐渐突出于皮肤表面,甚至出现绿豆至黄豆大小的"软疙瘩",不注意擦破后会出血较多。

2. 如何治疗鲜红斑痣?

鲜红斑痣的激光治疗需要选择脉冲染料激光调 Q-595nm 或 585nm,一般需坚持治疗 4~8 次,每次治疗间隔 3 个月及以上,大部分效果显著。因"黑、红胎记"的患病群体年龄偏小,家长一定要引起重视,尽早带孩子到医院就诊,细心做好激光术后的防护,同时注重对孩子心理的疏导,正确对待胎记。

第六节 褐青色痣

1. 什么是褐青色痣?

褐青色痣不是普通的痣,而是一种特殊的色斑——获得性双侧太田痣样斑,肉眼观和太田痣十分相似,但太田痣一般多发生于单侧,而褐青色痣是颜面部对称分布的青褐色、灰黑色、灰褐色或黄褐色斑点状色素沉着,斑点之间的皮肤是正常的,而且一般不会累及到眼睛、黏膜,不痛不痒,只影响美观。

至今科学研究尚未完全弄清楚褐青色痣发生的具体病因和发病机制,但一致认为与遗传和环境因素有关,中青年女性好发,可能与妊娠、紫外线、某些化妆品等有关,男性也可出现。若年龄超过 30 岁发现脸上开始出现斑点,一定要及早就诊,虽不能彻底祛斑,但至少可以通过治疗和保养淡化色素,延缓斑的增长速度。

2. 如何治疗褐青色痣?

治疗可以首先考虑激光,常用的治疗波长包括 Q-1 064nm、Q-755nm,Q-开关 Nd:YAG 倍频 532nm 和 Q-694nm。虽然选择较多,但效果有限,且个体差异明显,所以不能对治疗效果期望过高,但也不要放弃治疗,应听从专业医生的建议,配合治疗,做好保养。激光术后色素沉着风险以 Q-755nm 相对最低,所以现在多选用 Q-755nm 激光治疗,术后使用重组人表皮生长因子、外用胶原蛋白敷料可以在一定程度上促进创面愈合,减少色素沉着,同时联合超声波导入美白淡斑类药物,严格防晒,规律生活,保持心情愉悦,就有可能战胜顽固的褐青色痣(图 2-6-1)。

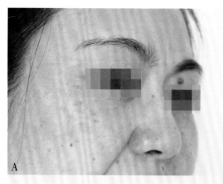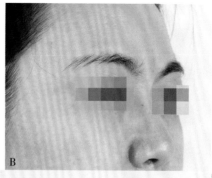

图 2-6-1 激光治疗褐青色痣前后
A.治疗前 B.治疗后

第七节 光 子 嫩 肤

1. 什么是光子嫩肤？

光子嫩肤采用的是强脉冲光,不是严格意义上的激光,但它的作用原理、方式和激光类似。强脉冲光的波长范围为 500~1 200nm,范围很广,所以用途很多,可以用来治疗色素性皮肤病、血管性皮肤病,嫩肤,脱毛等。

2. 光子嫩肤的原理是什么？

光子嫩肤主要依靠强脉冲光的光热作用来减少细纹、收缩毛孔、去除小的表浅的色斑,从而达到改善肤质和肤色的效果,是面部抗衰老、年轻化的治疗方法之一,3~4 周一次,一个疗程 6~8 次,达到理想效果后可以适当延长治疗间隔、减少治疗次数,长期坚持可以巩固疗效、持续抗衰老。

（王 杭）

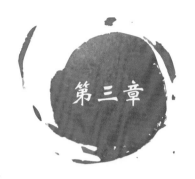

第三章

颜面色素痣

平常生活中人们在皮肤上发现一些色斑点都习惯性地被称为"痣"。广义上的痣含义很多,在不同地域的叫法也略有差异,如"痦子""黑痣""红痣""血痣""蜘蛛痣"等。上述诸多说法并非都是医学含义里真正的痣,如"血痣""蜘蛛痣"是毛细血管持续扩张而造成的皮肤病变,"红痣"是一种脉管畸形。但无论是哪种"痣",都不必过度紧张,因为一般情况下"痣"的存在并不会对全身健康造成影响。

1. 什么是痣?

医学上的痣专指色素痣(图3-0-1),多呈黑褐色,一般直径为1~5mm,多为圆形,界限清楚,边缘规则,色泽均匀。根据痣的深度可以分为皮内痣、交界痣、混合痣。痣的数目不等,可以是单个、数个甚至数十个,部分色素痣的表面会有毛发分布。

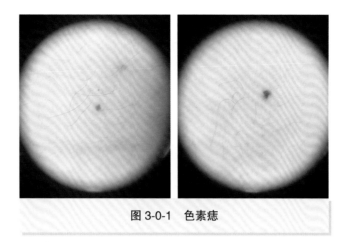

图 3-0-1 色素痣

2. 哪些痣要去掉？

色素痣本质上是一种良性肿瘤，绝大多数是安全的，无需特殊处理。

（1）颜色：一般来说色素痣颜色相对均一，边界较为清晰。易恶变的色素痣通常颜色并不均一，边界不清晰，有切迹或锯齿，甚至痣周围的皮肤会出现卫星小点、放射黑线、黑色素环。

（2）形态：一般色素痣相对对称，易恶变的色素痣形态多不规则。

（3）大小：通常色素痣的大小不会超过 5mm，过大的色素痣如超过 6mm或快速增长的色素痣具有恶变的可能性。

（4）感觉：一般色素痣不伴感觉异常，易恶变的色素痣可能出现局部微痒或者发热甚至疼痛，部分患者的痣表面会感染、破溃甚至出血。

（5）部位：一般处于非摩擦区的色素痣发生恶变的概率很低，而位于手足、腋窝、肩部、脖子、口腔黏膜等部位的痣较易恶变。

3. 祛痣的方法有哪些？

目前祛痣的方法主要分为两类，即手术和激光治疗。值得注意的是，市面上常见的"点痣"并不可取，"点痣"大多数是在非正规医疗场所，使用冷凝、化学烧灼之类的方法，消毒不严格，创伤不易控制，且达不到有效的深度，很容易继发感染，祛除不彻底和易复发，而且这类刺激极易造成痣的恶变，是非常不可取的方法。

祛痣的第一类方法是手术切除，就是用手术的方法将痣及周边的皮肤切掉，并且把创口缝合（图 3-0-2）。手术切除几乎适用于所有的痣，少数痣需要多次切除。通常手术切口会选择与皮纹方向一致，但手术切除不可避免会形成瘢痕，部分瘢痕是不明显，明显的瘢痕可以通过后期的药物和激光来治疗。

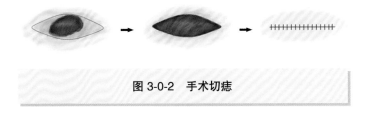

图 3-0-2 手术切痣

另一类方法是激光治疗，采用光热的原理，将色素痣气化后去除，主要适用于直径在 2mm 以下的色素痣，与手术切除比较，激光治疗相对快捷、微创，几乎不产生瘢痕，但是有时会达不到有效深度，且很容易复发。反复激光去痣会增加恶变风险，且激光祛痣不能活检。

综上所述，并不存在绝对最好的祛痣方法，祛痣应到正规医疗机构就诊，在医生检查并明确诊断后，选择适合的治疗方案。

（王　杭）

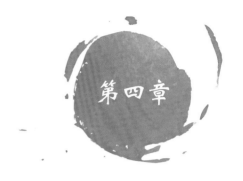

第四章

颜面部瘢痕

第一节　皮肤分层及瘢痕分类

　　皮肤分为三层:最外层的表皮、中间的真皮和最下面的皮下组织。瘢痕的有无主要取决于受伤的程度,如果只伤到表皮,只要伤口没有感染,就可以完全愈合,不会留瘢痕。一旦伤及皮肤的真皮层及皮下组织,就会形成瘢痕。

　　单从形态可以将瘢痕分为两类:凸出来的是增生性瘢痕,其中增生超出原范围的就是瘢痕疙瘩;凹下去的是萎缩性瘢痕(图4-1-1)。萎缩性瘢痕多在受伤后3~6个月逐渐变软、凹陷,颜色和正常皮肤接近,也可以浅于正常肤色。增生性瘢痕常在受伤后1个月左右开始发红、变痒,慢慢高出周围正常皮肤,但一般不会超过受伤区域,大部分在1年后又逐渐变软,颜色变淡,有些还会慢慢变平,但不能完全恢复。瘢痕疙瘩则生长"蛮横",越长越宽,越长越高,越长越不规则,还越来越硬,容易引起瘙痒、疼痛,严重影响美观和生活质量。但瘢痕疙瘩好发于瘢痕体质者,与遗传有一定的关系,建议不要自行盲目判断,咨询专业医生比较科学。如果真的是瘢痕体质,就一定要尽量防患于未然,受伤后应及时进行诊断和治疗。

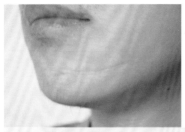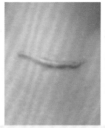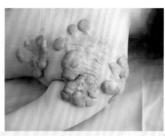

图 4-1-1　不同类型的瘢痕

第二节　增生性瘢痕和瘢痕疙瘩的治疗

目前,增生性瘢痕和瘢痕疙瘩的主要治疗方法有局部注射药物、激光、手术、放射治疗等。

1. 局部注射药物　局部注射药物主要为糖皮质激素,在这里严肃地奉劝大家,千万不要只听到"激素"两个字就直接拒绝。实际上,糖皮质激素拥有强大的消炎功能,局部注射糖皮质激素可以使瘢痕变平、变软,建议连续治疗3~4 次,每次间隔3~4 周,部分可能需要更多次,不足之处就是注射时疼痛明显,如果对疼痛十分不耐受,可以提前向医生说明情况,同时注射一些麻药,可以减轻疼痛。

2. 激光　用于治疗瘢痕的激光主要有两类:一类是脉冲染料激光,这种激光选择性作用于血管,所以可以明显改善瘢痕发红的外观;另一类是 CO_2 点阵激光,作用机制如同其名,一点一点在瘢痕上打出许多细小的孔道,一方面可以磨平多余的增生,另一方面通过刺激引起瘢痕的重新塑形。瘢痕的形成并非一朝一夕,激光治疗通常也需要多次,一般 4~6 次,治疗间隔 1~2 个月。激光术后同样需要严格预防感染,等待痂壳自然脱落,还要注意防晒以免形成新的色素沉着。

3. 手术和放射联合治疗　这里所说的手术不同于一般的外科手术,放射治疗也不同于治疗肿瘤的放射治疗。很大一部分陈旧性瘢痕的形成受到当时医疗水平、条件的限制,愈合不好,从而留下遗憾。现在可以依靠精细的缝合技术,将原来的瘢痕切除,重新缝合,缝合好后进行多次、小剂量的 X 线放射治疗。首次放射治疗最好在切除缝合术后 24 小时内,此后每 1~2 天一次,可以抑制瘢痕增生,达到不错的美观效果,注意局部需要做好保湿、防晒。

第三节　萎缩性瘢痕的治疗

对于萎缩性瘢痕(凹陷性瘢痕),治疗的目的是把它填平,使它看起来和周边皮肤差不多。所以,萎缩性瘢痕主要采用局部注射填充治疗。填充的内容物可以简单划分为临时充填物和永久充填物。

相对临时的填充材料主要为透明质酸,这和隆胸、隆鼻的原理类似,哪里需要补哪里。因为它是生物合成材料,有一定的时效性,一次大约可以维持 3~6 个月,当它降解后就需要重新补充。

相对永久的充填材料有自体脂肪。由于抽取的脂肪体积普遍不会很大,所以抽脂的地方不会形成新的凹陷。受填充脂肪存活率的影响,有些也需要治疗好几次。

局部填充术后即刻就能看到效果,不管是透明质酸还是自体脂肪,都可以改善局部肤质,具有一定的美容效果,不过术后局部一定要严格预防感染,清洁面部时不能使劲揉搓。另一点就是治疗费用会高一些。所以,没有十全十美的治疗方法,需要量力而治。

目前市售的"瘢痕贴、瘢痕膏、瘢痕凝胶"等,实际有效成分都是硅,只是包装不同而已。此类产品建议术后拆线 1 周开始使用,每天至少 12 小时,连续使用至少 1 个月,多推荐使用 3~6 个月,效果才比较明显,对陈旧性瘢痕一般没什么效果。

如果经过各种治疗,瘢痕被修复得又平又软,只剩颜色和周围正常皮肤不一样时,可以酌情考虑使用遮瑕膏类产品,有很好的修颜效果。

瘢痕的最好解决办法就是尽量避免受伤。对于小的擦伤,一定要及时消毒、清洗干净泥沙等异物,一旦受伤超出自己能处理的范围时,应及时到最近的正规医疗机构寻求诊断和治疗。若愈合后留有瘢痕,可以去皮肤科、美容科、整形科等相关科室就诊。值得注意的是,目前并没有什么先进的治疗药物或者手段能百分百保证祛除瘢痕,对此一定要有科学、理性的认识和理解。

（王 杭）

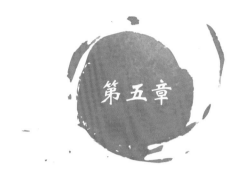

第五章

眼整形美容

随着生活水平的提高,人们追求美的愿望越来越强烈,对眼整形美容的需求也越来越大。在眼睛的各个部分中,眼睑的形态对眼睛的外观影响最大。眼睑就是俗称的"眼皮",针对眼睑的整形美容广告随处可见,如双眼皮、开眼角、去眼袋等项目。作为眼整形专科医生,我们看到了诸多求美者在成功整形美容手术后的双眼,但也接诊过许多在未经正规培训,甚至是非法的私人美容机构接受眼整形美容手术后失败的病例。所以,应该到正规医疗机构找专业医生就诊治疗。

第一节 睑 内 翻

1. 什么是睑内翻?

眼睑是保护眼睛的第一道屏障,正常情况下眼睑保持着正常的位置和结构,维持美观和功能。然而由于各种原因,睑缘变形,向眼球方向内卷,就发生了睑内翻。

睑内翻达到一定程度时,睫毛也随之后倾(专业名称为倒睫),倒向眼球表面摩擦角膜(位于眼球前端的一层透明膜),这时出现睑内翻合并倒睫可引起角膜刺激症状,如畏光、流泪、刺痛、异物感、摩擦感等。如果睑内翻合并倒睫摩擦角膜,长期不处理,可能会发生角膜新生血管或角膜溃疡,引起视力下降甚至致盲。所以,睑内翻不是小病,如果发生需要及时处理。

2. 睑内翻有哪些类型?

临床上睑内翻分为四类:先天性睑内翻(图 5-1-1)、退行性睑内翻、瘢痕性睑内翻、痉挛性睑内翻。先天性睑内翻常见于婴幼儿,由下眼睑皮肤过多,或下眼睑肌肉肥厚等原因引起。随着年龄增加,眼睑皮肤、韧带、肌肉松弛引起睑缘内翻,称为退行性睑内翻(图 5-1-2),又叫老年性睑内翻。如果有眼部慢性炎症病史如沙眼(由沙眼衣原体引起的一种慢性传染性结膜、角膜炎,可在睑结膜表面形成似沙粒的粗糙外观)、眼外伤史或眼手术史,形成眼睑瘢痕使睑缘内翻,称为瘢痕性睑内翻。痉挛性睑内翻见于眼睑肌肉的反射性痉挛,导致睑缘内翻。睑内翻可以发生于单眼,也可以双眼均发生。

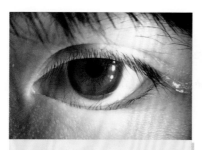

图 5-1-1　左眼下睑先天性睑内翻

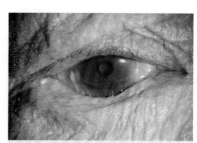

图 5-1-2　右眼下睑退行性睑内翻

3. 如何治疗睑内翻?

并不是所有的睑内翻都需要做手术。

先天性睑内翻仅发生于下眼睑,随着患儿年龄增长和鼻梁发育,有些可自行好转。所以如果角膜未受损伤,不必急于手术矫正。如果倒睫数量不多,睑缘位置尚好,可行倒睫射频消融术。但是,如果随着年龄增长未好转,角膜刺激症状明显,这时就必须手术矫正。睑内翻是否导致了角膜损伤,在症状不明显时,需要在医院经过详细检查后才可以明确。

退行性睑内翻以下睑多见,在发病初期,仅需将眼睑拉离眼球就能矫正。如果倒睫数量不多且睑缘位置尚好,可行倒睫射频消融术治疗。随着病情的进展,睑内翻不可逆转,角膜刺激症状逐渐加重,这时必须手术矫正。

所有的瘢痕性睑内翻都不可逆转,必须通过手术矫正。痉挛性睑内翻多为暂时性的,但如果长期出现,或者已引起明显的角膜刺激症状,就需要注射肉毒素或手术处理。

综上所述,一旦发现睑内翻,要及时就医检查有无角膜受损,不要长期不处理,更不要自行拔除倒伏的睫毛。如果倒睫数量不多,睑缘位置尚好,可行倒睫射频消融术。如果睑内翻不可逆转,已经有明显的角膜刺激症状,则需要尽快手术处理。

4. 睑内翻的手术效果怎么样?

睑内翻矫正手术的目的是矫正睑缘的变形、内卷,恢复眼睑正常的结构,使后倾的睫毛向外翘起,防止角膜继续受损。早期下睑切口有轻微瘢痕形成,但随着时间的延长,瘢痕一般不明显(图 5-1-3~ 图 5-1-5)。少部分患者经过手术矫正后可能复发,这时就需要二次手术。

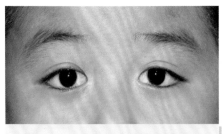

图 5-1-3　双眼先天性睑内翻术前

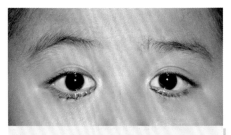

图 5-1-4　双眼先天性睑内翻术后 1 天

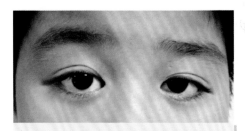

图 5-1-5　双眼先天性睑内翻术后 1 个月

5. 睑内翻术后护理和注意事项有哪些?

（1）恢复时间：为了促进切口愈合、止血，术后需要绷带、纱布包扎1~2天。术后一般会有轻度的眼睑淤血、肿胀，至少需要 2 周的时间逐渐消除。

（2）术后护理：应避免剧烈运动，避免进食辛辣刺激性食物，忌烟忌酒。术后早期避免进食活血、滋补类食物如红枣、当归等，以免引起术后出血。睡前需要在眼睑切口和眼内涂抹眼药膏，促进切口愈合和角膜修复。保持切口清洁，拆线后才可碰水。

（3）拆线时间：一般在术后 7 天拆线。如果切口愈合延迟，拆线时间也相应推迟。

（4）术后瘢痕：眼睑皮肤在全身是最薄的，所以与其他部位的皮肤相比，眼睑手术所形成的瘢痕并不明显。即使是瘢痕体质的患者，也不用担心由于眼睑手术切口产生明显的瘢痕。

6. 睑内翻与倒睫有什么关系？

睑内翻和倒睫常常同时存在,引起睑内翻的病因都可以引起倒睫。对于仅 1~2 根倒睫,可以机械性拔除,但是重新生长时需要再拔。较彻底的方法如电解法或冷冻法可以破坏睫毛的毛囊,使倒睫不再形成。如果倒睫数量不多,睑缘位置尚好,可行倒睫射频消融术。对于倒睫数量较多者,需要通过手术矫正,手术方法与睑内翻矫正术一致。

第二节 睑 外 翻

1. 什么是睑外翻？

眼睛是由上下两个半圆形的眼睑包绕,眼睑的游离缘为睑缘,上下两个睑缘分别有成排的睫毛生长。正常情况下,睑缘完全贴附于眼球表面,睫毛向外生长,不会触及眼球。在各种原因下,睑缘离开眼球,甚至整个眼睑向外翻,暴露眼睑的内表面(专业术语为结膜),从而引起的一系列症状,称为睑外翻。

2. 睑外翻的症状和体征有哪些？

如果只是睑缘轻度离开眼球,通常眼睛会有异物感及流泪。如果整个眼睑向外翻转,结膜外露,合并眼睑不能闭合(图 5-2-1),那么角膜就会干燥,从而产生眼睛红、痛、畏光、流泪等眼部刺激症状。如果发现上述症状,并且照镜子时看到眼睑有异常,应尽快去医院眼科就诊(眼科专科医院挂眼整形科),以

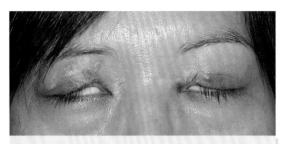

图 5-2-1 双眼上睑瘢痕性睑外翻伴眼睑闭合不全

免延误治疗。

3. 睑外翻有哪些类型？

在临床上常见的睑外翻主要是以下5种类型：瘢痕性睑外翻、老年性睑外翻、麻痹性睑外翻、痉挛性睑外翻、先天性睑外翻。瘢痕性睑外翻在临床上最常见，多由眼睑外伤、眼睑手术或者眼睑炎症使眼睑的前层组织缺损或者瘢痕形成，前层组织变短牵拉出现外翻，可发生在上下睑（图5-2-2）。老年性睑外翻主要是由于老年人眼睑皮肤组织疏松，眼睑水平张力降低导致眼睑在重力作用下外翻，以下睑外侧多见。麻痹性睑外翻是由面神经麻痹引起，除了睑外翻，还可出现口角歪斜等面瘫症状，这种睑外翻症状较重，治疗效果欠佳。痉挛性睑外翻多见于小儿和青少年，是由于眼部炎症刺激导致眼轮匝肌痉挛，而眶内脂肪和眼球充分支撑眼睑导致的暂时性的外翻。先天性睑外翻是一种少见的先天性眼轮匝肌无力导致的婴幼儿出生后一侧或双侧眼睑外翻，同时伴有结膜水肿。

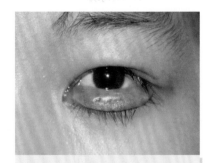

图 5-2-2 左眼下睑瘢痕性睑外翻

4. 如何治疗睑外翻?

对于睑外翻患者,必须恢复其正常的眼睑结构和位置,保护眼球和视功能,并在此基础上改善外观。然而并不是所有的睑外翻都需要手术。

(1) 轻度睑外翻:是指睑缘轻度离开眼球,无眼部不适,可门诊随诊观察。

(2) 轻度外翻伴有轻微症状:可用瘢痕贴牵拉使眼睑复位,可作为暂时性的措施。

(3) 中重度外翻伴有明显症状:通常需要手术治疗,面神经麻痹患者必须待 3~6 个月病情稳定后,再行手术治疗。

(4) 伴有闭合不全导致角膜损伤:可热敷和用抗生素滴眼液、眼膏治疗暴露性角膜炎的同时,考虑手术治疗。

5. 睑外翻手术效果怎么样?

处理睑外翻的目的是恢复解剖结构、缓解症状、保护视功能,其次是美观。

通过手术,大部分患者可以恢复眼睑的解剖结构,使睑缘贴附于眼球(图5-2-3)。如果眼球贴附良好,一般由外翻引起的症状可消除。如果症状持续,

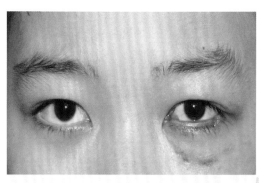

图 5-2-3　左眼下睑瘢痕性睑外翻术后 2 周,下睑外翻已矫正

甚至有加重的趋势,应尽快去医院就诊,以排除眼部其他疾病。

术后瘢痕是大部分患者比较关心的问题,担心切口瘢痕影响美观。任何手术切口都有可能引起术后瘢痕,只是程度不同。眼部皮肤在全身最薄,与其他部位相比,术后瘢痕也最不明显。拆线 1 周后可使用促进瘢痕修复的凝胶,减少瘢痕形成。如果是瘢痕体质的患者,就要权衡利弊,慎重选择。

睑外翻本身不引起视力下降,严重睑外翻伴有角膜损伤才会导致视力下降。如果睑缘贴附良好,无眼睑闭合不全,一般视力不受影响。

6. 睑外翻术后会复发吗?

任何手术都有复发的可能性,一般来说,睑外翻术后复发率较低。复发率是就整个人群来讲的,对于个人,就只有两种可能,复发和不复发。如果出现复发情况,可考虑行第二次手术。

7. 睑外翻术后护理和注意事项有哪些?

(1) 术后护理:根据手术方式的不同,术后需要 1~3 天绷带加压包扎,目的是防止出血,加速水肿消除。消肿时间一般为 2 周到 1 个月。对于游离植皮的患者,术后应绷带连续包扎 5~6 天,换药后,再次绷带包扎。另外,全身需用抗生素 3~5 天,预防感染。

(2) 拆线时间:手术方式不同,拆线时间也不同。单纯皮肤缝线,一般 7 天拆线。伴有睑缘楔形切除,拆线时间可适当延长,一般 10~14 天。伴有游离植皮,一般 10 天拆线。睑缘缝合线一般要维持 3~6 个月,防止术后眼睑收缩和睑外翻的复发。

(3) 术后注意事项:应避免进食辛辣刺激性食物,忌烟忌酒。术后早期避免进食活血、滋补类食物如红枣、当归等,以免引起术后出血。保持切口清洁,拆线 24 小时后手术切口才可碰水。

第三节　先天性上睑下垂

1. 什么是先天性上睑下垂?

正常情况下,睁眼向前方平视时,上睑遮盖上方角膜缘 1~2mm。眼睛能够睁开是因为眼睑里有拉开眼皮的肌肉,叫提上睑肌,该肌肉受大脑里发出的动眼神经的支配。当提上睑肌或者支配它的神经受到损伤时,眼睑就没办法睁开,导致眼睑下垂,医学术语称为上睑下垂。其发病原因包括先天性和后天性,其中先天性上睑下垂最常见,也就是俗称的"大小眼"(图 5-3-1)。

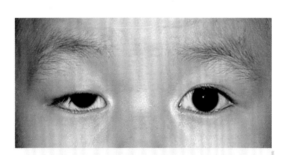

图 5-3-1　左眼正常,右眼先天性上睑下垂

2. 如何治疗先天性上睑下垂?

有些家长经常会问:小孩出生时是大小眼,长大了会自己好吗？吃药有没有用？事实上,先天性上睑下垂没有办法通过正常的生长发育痊愈,药物治疗也没有用,主要的治疗方法是做上睑下垂矫正手术。手术治疗的主要目的包括以下几方面:

(1) 改善外观,单眼发病的患者通过手术尽量恢复双眼的对称性。

（2）很多孩子因为上睑下垂导致心理自卑，影响心理健康发育，通过手术改善外观可以促进患儿的心理发育。

（3）当上睑遮盖瞳孔时会影响视觉发育，导致散光、弱视，手术矫正上睑下垂有利于促进视力的发育和提高。

手术治疗并非越早越好，2 岁以下的儿童因为眼睑发育不足，过早接受手术很难达到满意的手术效果。为了预防弱视的发生和促进患儿心理健康发育，对于单眼、较明显遮盖瞳孔的上睑下垂患儿，一般建议 2~4 岁、学龄前接受手术治疗。

3. 先天性上睑下垂的手术效果怎么样？

家长都希望做完手术之后双眼能够一模一样，最好是看不出来做过手术。但遗憾的是，希望通过手术治疗使双眼完全没有任何差别是非常困难的，只能尽可能使患者的双眼在向前方平视时眼睑的高度基本一致（图 5-3-2）。

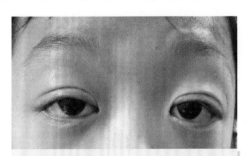

图 5-3-2　双眼先天性上睑下垂术后，平视

上睑下垂手术后不可避免存在 2 个问题：

（1）眼睑闭合不全：上睑下垂术后患者即使在睡觉时眼睛也无法完全闭合（图 5-3-3）。

（2）上睑迟滞：正常人在向下看时，上睑自然向下垂；但上睑下垂术后的患者向下看时，上睑几乎不动，因此会暴露一部分上方的巩膜（俗称白眼珠）（图 5-3-4）。

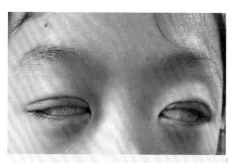

图 5-3-3 双眼上睑下垂矫正
术后 1 个月眼睑闭合不全

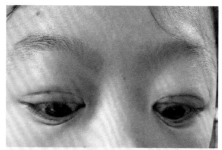

图 5-3-4 双眼上睑下垂矫正
术后 1 个月上睑迟滞

4. 先天性上睑下垂术后护理和注意事项有哪些？

刚做完手术时，眼睛并不是像图 5-3-2 中显示的那样不红不肿，一般会有轻度的眼睑淤血、肿胀，正常情况下需要 2 周至 1 个月的时间才能逐渐消肿。手术后需要用绷带、纱布连续包扎 2 天，达到止血、促进伤口愈合的目的。术后早期应避免剧烈运动，特别注意避免碰撞术眼、额头、眉弓等位置，否则容易发生术后出血、血肿，导致伤口延期愈合。没有特殊情况者，一般在手术后 7~10 天拆线。

术后护理非常重要的一点是对角膜的保护。因为睡眠时眼睛无法闭合，角膜暴露容易发生角膜上皮干燥、脱落，如果不早期治疗，角膜上皮脱落容易合并感染，发生角膜炎，严重影响视力。因此，在上睑下垂手术后需要较频繁地使用人工泪液保护角膜，而在睡眠时需要使用眼膏完全遮盖角膜，以保持眼睛的湿润。

5. 先天性上睑下垂术后会复发吗？

不是所有人做了一次上睑下垂手术后就能一劳永逸。少部分患者在手术后一段时间或者数年可能出现眼睛再度变小的情况,尤其是视力不好的儿童更容易发生这种情况。因此,上睑下垂合并弱视的患儿,在上睑下垂术后要积极治疗弱视,防止眼睛再度变小。少数眼睑再度下垂严重的患者,可以考虑二次手术。

第四节 内 眦 赘 皮

1. 什么是内眦赘皮?

正常人在内眼角(医学术语称为内眦)处都有一小块稍凸起的暗红色肉样结构,称为泪阜。内眦赘皮是一种比较常见的先天异常,是指在内眦前方有一片垂直的皮肤皱襞,遮掩泪阜,使眼睛显得较小,两眼之间的距离增宽(图5-4-1)。

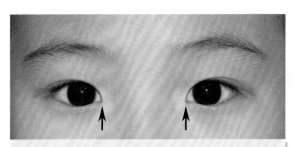

图 5-4-1 内眦赘皮(箭头示)遮挡泪阜,两眼间距离增宽

2. 如何治疗内眦赘皮?

单纯性的内眦赘皮不影响视功能,一般无需治疗。如果为改善外观,可以

考虑行内眦赘皮矫正手术,也就是俗称的"开眼角"。但有一些特殊类型的内眦赘皮可能同时合并其他先天异常,例如伴有上睑下垂、睑裂短小及明显的内眦间距加宽称为先天性小睑裂综合征(图5-4-2),则必须手术矫正。

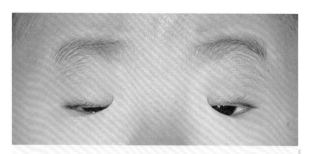

图 5-4-2　双眼先天性小睑裂综合征,内眦赘皮明显,合并上睑下垂

内眦赘皮矫正的手术方式有很多种,但无论何种手术方法,术后早期在内眦角皮肤表面都不可避免会产生瘢痕。手术操作越复杂,涉及的皮肤创面越宽,瘢痕越明显。一般来说,精细操作、创面小的内眦赘皮矫正手术的瘢痕随着时间的推移会逐渐变淡(图5-4-3,图5-4-4)。

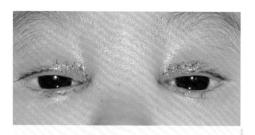

图 5-4-3　双眼先天性小睑裂综合征,内眦赘皮矫正术后1天

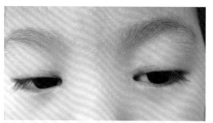

图 5-4-4　双眼先天性小睑裂综合征,内眦赘皮矫正术后6个月

内眦深层有内眦韧带、泪小管、泪总管等解剖结构,偶有由于"开眼角"导致泪小管、泪总管损伤的病例,因此建议选择正规、有资质、有经验的医疗机构和医生进行整形美容手术。

第五节 重睑整形

1. 重睑是怎么形成的?

重睑俗称"双眼皮"。与之相对应的叫单睑,也就是"单眼皮"。单睑和重睑都是正常的眼睑形态,并且具有遗传性。重睑是上眼睑在睑缘上方有一条横行的皮肤皱褶,在睁眼的时候,皱褶下方的皮肤能向上、向内收缩形成相对固定的皱褶,由皮肤下面提上睑肌的纤维牵拉而成。而单睑者的上睑提上睑肌纤维与皮肤深部没有联系,所以睁眼时,上睑皮肤不能形成皱褶。

2. 重睑会怎么变化?

随着年龄增长,眼睑皮肤变松弛后,可能会有多余的皮肤在睁眼时形成皱褶,由单睑变成重睑。也有原来是重睑的人,上睑皮肤松弛下垂后,遮挡了重睑皱褶,变成假性的单睑,甚至外侧皮肤下垂明显,变成三角眼。

3. 重睑手术的原理是什么?

重睑成形术就是利用手术缝线,使上睑皮肤与皮肤下深部组织形成固定粘连,模拟生理性的结构而形成重睑。

4. 重睑手术的方式有哪些?

重睑成形常用的手术方式主要有:埋线法、小切口法(韩式三点)、切开法。

通俗地讲,埋线法适合上眼睑不肿、皮下脂肪少、皮肤紧致较薄的年轻人,优势是没有切口,术后恢复快,但因为没有处理皮下组织,手术粘连较弱,部分患者可能一段时间后重睑会消失。

切开法适用于上眼睑皮肤松弛、皮下脂肪较多、三角眼、双侧重睑线不对称等。优势是能够较充分处理松弛多余的皮肤和皮下组织,术后对称性好,持续时间长。缺点是手术量较大,术后需要的恢复时间较长,上睑皮肤有一条横行瘢痕。

小切口法是指在上睑设计 3 处 2~4mm 的小切口,通过切口对皮下组织进行缝合,形成粘连。小切口法介于埋线法和切开法之间,术后恢复比较快,持续时间长。术后上睑皮肤有 3 处不连续瘢痕,在切口设计上需要一定技巧。

每种手术方式都有严格的适应证,需要专业的眼部整形医生来进行选择。

5. 重睑形态的设计有哪些?

重睑形态通常分为:开扇形、平行形、新月形。不同的重睑线高度会呈现出不同的外观。

重睑的设计需要整形医生与求美者充分沟通,依据求美者的眼部形状进行设计。通常演员或者经常化妆的女士会要求设计出较高的重睑线,而希望自然,没有手术痕迹的求美者,特别是男士则倾向于较自然的重睑高度。注意脸形、眉形、眼形、睑裂大小,才能设计出自然、流畅、对称的重睑(图 5-5-1,图 5-5-2)。

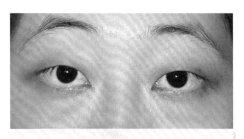

图 5-5-1　双眼重睑成形术前

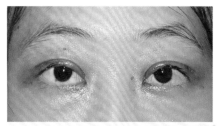

图 5-5-2　双眼重睑成形术后 1 天

6. 什么时候需要同时开眼角?

开眼角通常针对的是双眼间距较大,有内眦赘皮的患者所进行的内眦赘皮切除术、内眦成形术。开眼角后,双眼间距会缩小,睑裂宽度增加,面部形态更加符合三庭五眼的美学标准。然而,并不是每个人都适合做开眼角的手术,如果双眼间距正常,没有内眦赘皮,做了开眼角手术后反而会出现双眼间距过小,影响面部协调性。有些不规范的美容医院行开眼角手术甚至会损伤到邻近组织。因此,是否在做重睑手术的时候开眼角,需要有经验的整形医生来判断。

7. 重睑手术前需要做什么?

做重睑成形术和其他手术一样,需要详细的术前检查,包括血常规、血生化、肝肾功能、凝血功能、术前免疫、胸片、心电图等,排除身体的基础疾病。

眼部整形手术,眼部检查是必要的,如果有眼球运动障碍、严重干眼症、眼部感染等问题,不建议行重睑成形术。合并其他眼部疾病的患者需要医生评估后再决定是否能行重睑手术。手术前还需要拍照记录术前外观,以便与术后对比。女性患者手术安排需避开月经期,以免术中术后出血、水肿。

做好所有术前检查后,就可以安排手术了。术前要洗头洗澡,清洁面部,不要化妆,穿开襟衣服,方便术后穿脱。

8. 重睑手术的麻醉方式是什么?

整个手术过程大概 20~40 分钟,在局部麻醉下,一般只会有轻微的牵拉感,不会感到疼痛。因为手术中需要患者配合睁眼,观察重睑形成情况,绝大部分手术都是在局部麻醉下完成的。

9. 重睑术后有哪些注意事项?

重睑成形术后需要双眼绷带包扎,冰敷半小时左右,减轻局部组织水肿、淤血,第二天复查后可以松开绷带,7~10 天可以拆线(埋线法无需拆线)。拆线前眼部应避免接触污物和污水,不能化妆。

切开法完全消肿需要大约 1 个月,小切口法恢复会快很多。恢复过程中需要关注伤口愈合情况,如果有发红、流脓等情况,可能有局部感染,需要涂用抗生素药膏。如果伤口发红、突起、明显搔痒,可能发生瘢痕增生,需要涂瘢痕胶减轻症状。术后饮食宜清淡,但并无禁忌。鱼、蛋、酱油都可以吃。

第六节 眼袋整形

1. 什么是眼袋?

眼袋又称睑袋,是因为组织老化,眼眶下方眶隔等筋膜、眼轮匝肌、皮肤松弛,造成下方眶内脂肪等软组织松垂,下睑皮肤局部膨出。眼袋会给人一种衰老、憔悴、精神不振的印象。通常说一个人最近总是熬夜,熬出了大眼袋,可能是休息不好造成的眼睑水肿,不一定是真的眼袋。而长期休息不佳或者家族遗传,则可能出现真正的眼袋,影响美观。

2. 眼袋的分型有哪些?

眼袋分为下睑皮肤松弛型、眶脂肪疝出型、混合型(皮肤松弛+脂肪疝出)、假性眼袋(俗称"卧蚕",下睑睑缘眼轮匝肌肥厚,无皮肤松弛和眶脂肪疝出)。假性眼袋无需手术。

3.　如何治疗眼袋?

(1)非手术治疗方法:若眼袋刚刚出现,应注意改善生活习惯,睡前少饮水,防止眼睑浮肿,眼袋加重。可适当热敷,改善局部血液循环。

(2)手术治疗方法:根据手术切口位置,主要分为两种,经皮肤切口入路眼袋整复术和经结膜切口入路眼袋整复术。

1)经皮肤切口入路眼袋整复术:适用于下睑皮肤松弛型和混合型眼袋。手术切口在距下眼睑缘约1.5~2mm处,由泪小点下方开始,平行于下睑睑缘自内向外,直达外眦角,然后以120°转向下方,顺鱼尾纹方向延伸5~8mm。分离皮肤肌肉后,将多余的脂肪组织剪除,止血后复位皮肤,将多余的皮肤去除,缝合皮肤切口。手术切口在下睑睑缘,术后7~10天拆线(图5-6-1,图5-6-2)。

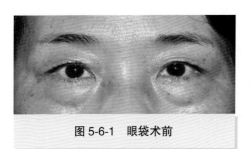

图 5-6-1　眼袋术前

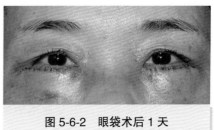

图 5-6-2　眼袋术后 1 天

2)经结膜切口入路眼袋整复术:适用于较年轻的单纯眶脂肪疝出型眼袋,下睑皮肤并不松弛者。自下睑结膜穹窿部切开结膜后,分离眶隔切除多余的眶脂肪后,将结膜切口烧灼粘合。手术切口在下眼睑内穹窿部的结膜处,因此皮肤面并没有手术切口,无需拆线,术后更加美观。

4. 眼袋术后注意事项有哪些?

手术后需要加压包扎,预防术后继发性出血,如果术后 24 小时内眼痛、肿胀明显,需要立即拆开检查,预防眶内出血造成视神经压迫,影响视力。按医嘱要求用药或定期复诊,注意创口清洁。皮肤切口 1 周后拆线。

5. 眼袋术后会复发吗?

随着年龄的增大,手术后收紧的眶隔、皮肤或肌肉可能再次松弛,所以可能又出现新的眼袋。

第七节　眼睑缺损

1. 什么是眼睑缺损?

简单来说,假如眼皮上长了一个肿物,手术切除后,眼皮就少了一块,就可以称为眼睑缺损。用专业术语来解释这个问题,需要从眼睑的解剖说起。眼睑由皮肤、皮下组织、肌肉层、睑板和睑结膜 5 层结构组成,其中皮肤、皮下组织和肌肉层属于前层,睑板和睑结膜构成眼睑的后层。当由于先天发育异常或者外伤、肿物切除、手术创伤等原因导致眼睑前层、后层或者全层缺失时,称为眼睑缺损(图 5-7-1)。

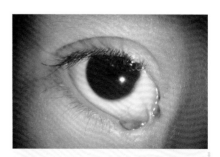

图 5-7-1　右眼下睑先天性眼睑缺损

2. 如何治疗眼睑缺损?

眼睑是眼球的保护屏障,眼睑缺损不仅影响外观,更重要的是造成角膜和结膜失去屏障保护,极易发生暴露性角膜炎,严重时可以导致失明。

有人可能会说,哪有这么严重,眼睑缺了一块手术缝合起来不就补好了吗? 的确,小范围的眼睑缺损可以通过操作简单的缝合进行修复,并且手术效果一般较好(图 5-7-2~ 图 5-7-4)。但是,如果缺损范围很大,无法缝合,则常需要联合多种技术进行修复,例如皮肤移植、皮瓣转移,还有人工材料植入修复睑板等,大范围的眼睑缺损修复是临床工作中的难题。

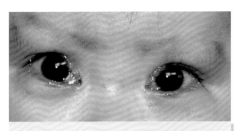

图 5-7-2 双眼上睑先天性眼睑缺损

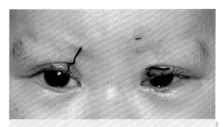

图 5-7-3 双眼上睑先天性眼睑缺损直接缝合修复缺损术后 1 天

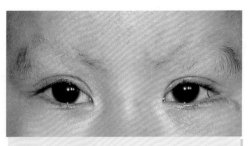

图 5-7-4 双眼上睑先天性眼睑缺损直接缝合修复缺损术后半年

第八节　睑球粘连

1. 什么是睑球粘连?

正常结膜囊由覆盖在眼球表面的球结膜,附着在睑板后面的睑结膜以及连接二者的穹窿结膜组成。完整的结膜囊是保证眼球正常运动的基础。当结膜受到外伤,酸、碱或热烧伤,爆炸伤,结膜溃疡性疾病,重度沙眼以及结膜手术等,造成睑结膜与球结膜和 / 或角膜间有纤维条索相连,或融合在一起,限制了眼球的运动,即睑球粘连。

粘连多发生在下睑。粘连的范围因受伤的程度和面积可大可小,甚至可累及上下睑甚至角膜。粘连程度轻者眼球活动受到一定限制,视线方向稍受影响。粘连严重者因两侧眼球不能同步而出现复视。如角膜受累乃至被封闭,视力会明显下降乃至失明。因此,睑球粘连不容小觑。

临床上按睑球粘连程度可以分为三类:①部分性睑球粘连,粘连范围小,累及眼球表面的某一个部分;②广泛性睑球粘连,粘连范围广泛,多表现为一侧穹窿广泛粘连,伴有角膜大面积粘连,也可有一侧穹窿或上下穹窿粘连,并且粘连累及全角膜;③闭锁性睑球粘连,上、下眼睑与眼球完全粘连,睑裂消失,常常伴有眼睑的缺损及角膜损害,部分患者甚至会出现视力丧失。

2. 如何治疗睑球粘连?

发生睑球粘连时并不是越早手术越好,过早手术,由于炎症反应,病变进展过程未静止,炎症未消退,手术不仅难以成功,反而可造成更严重的睑球粘连。应在伤后半年或前次手术后半年以上再行手术。如为酸、碱烧伤或严重睑球粘连甚至应在伤后 1 年进行手术。

手术前应常规检查视功能、角膜及眼后节情况，并记录睑球粘连的范围、程度及部位，观察眼睑及内外眦形态是否正常。

手术时应根据患者年龄、全身状况、眼部情况来选择具体术式。如果患者为老年人（大于 60 岁），全身状况欠佳，且为单眼闭锁性睑球粘连，可不考虑睑球分离手术。年轻人即使为单眼睑球粘连，并无复明希望，仅从外观恢复来考虑也应该行睑球粘连分离术。对于眼球形态结构正常，视功能存在者，手术不仅单纯要达到外观的改善，也应该进一步治疗角膜病变，为视力提高创造条件，可以选择自体唇黏膜移植术等。对于眼球形态结构正常或失常，视功能丧失者，则可以考虑睑球粘连分离后保留眼球行游离中厚皮片移植术。如果眼球发生了葡萄肿，则在分离粘连的同时需要摘除眼球并行结膜囊重建手术。

3. 睑球粘连的手术效果怎么样？

睑球粘连手术是以分离睑球粘连，恢复眼球运动，改善视功能及眼部外观为根本目的（图 5-8-1，图 5-8-2）。少部分患者手术后可能复发，需要二次手术。

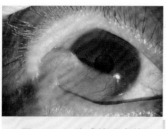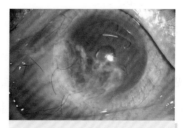

图 5-8-1　睑球粘连术前　　　　图 5-8-2　睑球粘连术后 2 周

4. 睑球粘连术后护理和注意事项有哪些？

根据不同术式，术后应加压包扎 24~48 小时。滴用加有糖皮质激素的抗生素眼药水,并加强生长因子滴眼液的应用。结膜缝线可不拆除,如需拆除可于术后 5 天进行。皮肤胶粒及羊膜缝线应于术后 10~14 天拆除。

术后应以清淡、易消化、富有营养的食物为主,避免辛辣刺激性食物,忌烟忌酒。保持切口清洁,拆线后才可碰水。

第九节 翼状胬肉

1. 什么是翼状胬肉?

翼状胬肉又叫胬肉攀睛或攀睛,是眼科的一种常见病。一般认为是由结膜慢性炎症性改变所导致,表现为结膜及结膜下组织(眼白表面的一层膜)长入角膜(图 5-9-1)。

翼状胬肉的具体病因目前还不清楚,有流行病学调查表明,翼状胬肉的产生与长期接触紫外线照射、风沙、烟尘等外界刺激有关。

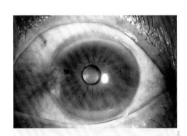

图 5-9-1 左眼翼状胬肉

常见的翼状胬肉可以是单眼发病,也可以是双眼发病。翼状胬肉多发生在鼻侧(眼睛靠近鼻子那边)。长了翼状胬肉的患者一般会出现眼红,但没有明显的不舒适症状,一部分人眼睛可能会有轻微异物感(即自觉眼睛里有沙子磨眼睛)、流泪、干涩。翼状胬肉的形状类似三角形,尖端指向角膜,可长入角膜。当长入角膜较多而接近瞳孔时,会导致角膜散光或者因遮挡瞳孔而出现视力下降,严重者可能会导致眼球转动受限。

2. 如何治疗翼状胬肉?

翼状胬肉应注意减少风沙、烟尘及紫外线的刺激,积极治疗眼睛的慢性炎症,并非所有的患者都需要手术。

(1) 药物治疗:如果胬肉小(长入角膜≤2mm),不再长大且患者没有感觉不适,可以先用药观察。同时,可佩戴防护镜减少紫外线、烟尘及风沙的刺激。另外,可根据患者的情况选择物理治疗,如β射线照射、激光治疗。

(2) 手术治疗

1) 手术的目的:一方面可以改善外观;另一方面胬肉可导致散光,甚至遮盖瞳孔影响视物,手术可以改善以上情况。

2) 出现以下几种情况需要手术治疗:①胬肉长入角膜较多且仍在慢慢长大或胬肉遮盖瞳孔影响视力;②胬肉妨碍眼球转动;③如果患者要做角膜移植、青光眼手术或白内障手术时,影响手术操作;④患者自觉胬肉影响美观。

3) 手术方式:单纯胬肉切除术、胬肉切除联合游离结膜瓣转位移植术、胬肉切除伴羊膜移植术、胬肉切除联合自体结膜移植术等。

3. 翼状胬肉术后护理和注意事项有哪些?

手术后一般5~7天拆除结膜缝线。一些患者胬肉较大且长入角膜较多时,术中角膜损伤范围较大,术后接受手术的眼会有刺痛、怕光、流泪的症状,可佩戴软性角膜接触镜缓解眼部不适的症状。部分做了结膜或羊膜移植的患者,术后勿揉搓手术眼,避免移植物被揉搓掉。

4. 翼状胬肉的手术效果怎么样?

大部分患者术后恢复良好(图5-9-2,图5-9-3),但也有部分患者术后会复

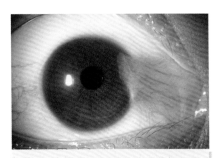

图 5-9-2　右眼翼状胬肉术前

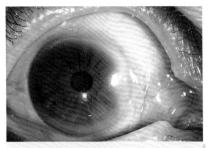

图 5-9-3　右眼翼状胬肉术后 3 个月

发。这与患者自身病情、手术方法等多种因素有关。

第十节　医学美容文饰

1. 什么是医学美容文饰技术？

文眉、文眼线等都属于医学美容文饰技术。这类技术是以文刺原理为基础，以现代医学技术为指导，结合美学艺术的审美和创造，为人们的美观服务。其实质是一种创伤性的皮肤着色术，即人为地用锋利的器具造成皮肤损伤，将有色染料制剂刺入体表不同部位，使之形成长期不易褪色的颜色标记或各种图形，以达到修饰美化、掩饰缺陷的目的。

2. 什么情况下可以文眉？

文眉适合眉毛稀疏、散乱、颜色过淡者；眉毛残缺不全，如断眉、半截眉者；双侧眉形不对称者；因病眉毛变白、眉毛脱落者等。不适合于眉毛部位皮肤有炎症、皮疹、外伤者，患有传染性疾病者，过敏体质、瘢痕体质者，糖尿病、严重脏器疾病及血液病患者，孕妇或哺乳期妇女等。

眉形的设计需要个性化,根据患者的脸形、眼形、肤色、发色、年龄、气质、性格等因素,设计出最适合患者的眉形。

最理想的眉形是眉头宜在眼睛内眦角上方或稍偏内侧,眉峰在眉头至眉梢全长的中、外 1/3 的交界处,眉梢由眉峰向外下自然弧度延长形成,其尾端位于眼睛外眦与鼻翼外侧连线的延长线上。眉毛浓淡适宜,富有立体感,且与脸形、眼形比例适度和谐。理想的眉色应依据肤色、发色、年龄等来选择。肤色白,发色偏黄者,眉色宜淡,可以咖啡色为主。肤色黑,发色偏黑者,眉色宜适当浓些,选择深咖啡色。

3. 如何文眉?

(1) 用眉笔根据原有的眉毛和眉骨形态设计好眉形后,反复交流后确定眉形。

(2) 用复方利多卡因乳膏涂抹在文眉区域进行表面麻醉,减轻疼痛。通常需要等待半小时到 1 小时,麻醉效果最好。极少数对疼痛极其敏感者可用利多卡因行眶上神经阻滞麻醉或眉部皮肤浸润麻醉。

(3) 施术前,受术者平卧,局部消毒。施术者坐于患者头部一侧,手持文眉机,蘸取配好的文眉色料,顺眉毛生长方向从眉头至眉梢划动以文刺,直至文刺出确定的眉形。

(4) 观察双侧文刺好的眉形,修补不对称的部分,宁浅勿深,宁细勿粗(图5-10-1,图 5-10-2)。

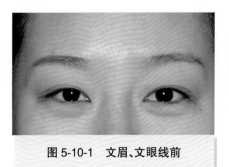

图 5-10-1　文眉、文眼线前

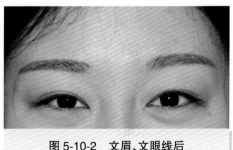

图 5-10-2　文眉、文眼线后

(5) 术毕,在双侧文刺部位涂抗生素药膏保护。

4. 什么情况下可以文眼线?

文眼线即沿着睑缘和睫毛根部文刺,以加深睑缘色泽,使睫毛显得浓密,眼睛明亮有神。

文眼线适合睫毛稀少、眼睛暗淡无神者,眼形不佳者或想美化眼形者,重睑过宽者,通过增粗的眼线可以产生缩小重睑宽度的效果。不适合于睑缘部位皮肤有炎症、皮疹、外伤者,严重睑板腺功能障碍或干眼症的患者,患有传染性疾病者,过敏体质、瘢痕体质者,糖尿病、严重脏器疾病及血液病患者,孕妇或哺乳期妇女等。

眼线应设计在睫毛根部结膜外缘稍靠外侧处。眼线设计应以修饰眼形为目的。眼睛较小者最好只纹上眼线,眼睛较圆短者可适当拉长眼线,使眼睛显得修长。

5. 如何文眼线?

(1) 术前充分沟通设计好眼线的大致形态特点。

(2) 文眼线的色料一般选择黑色,若患者毛发或肤色较浅,可考虑深棕色。

(3) 受术者取平卧位,局部消毒后,可根据个人对疼痛的耐受能力,由医生选择表面麻醉、局部浸润麻醉或神经阻滞麻醉。

(4) 一只手轻轻翻开眼睑,暴露睑缘并固定;另一只手持文刺机,蘸取色料,按设计好的眼线,先上后下,从内到外扫文。双侧眼线文好后,对比修补是否对称。

(5) 术毕,双眼滴抗生素眼药水预防感染,创面涂抗生素眼药膏保护。

6. 文饰术后的护理和注意事项有哪些?

文饰是有创的操作,术毕创面需注意避水,预防感染,直至自然脱痂。脱痂后部分色料会随痂皮脱落,颜色变浅,可根据需要适当补色。

创面常见的并发症有:①创面渗血,一般加压后即可止血。②肿胀,一般在术后 3 天内,冷敷患处可自行缓解。③感染,面部皮肤血供丰富,一般不易发生感染,当出现局部红肿疼痛,痂皮迟迟不形成或不脱落时,需考虑感染的可能。此时,需口服抗生素,局部外用抗生素药膏。④瘢痕,一般发生在瘢痕体质者或发生局部严重感染者,以预防为主。术前需严格排除禁忌证,出现感染征象需及时处理。若瘢痕明显,可酌情药物或点阵激光处理。

(黄丹平)

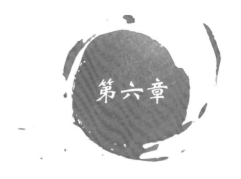

眶、颧整形

第一节　眼眶缺损整形

　　眼眶骨是两个四棱锥形的骨腔,位于颅面中央、垂直正中线两侧,解剖结构及其与毗邻组织的关系相当复杂。每侧的眼眶骨由 7 块骨头组成,分为上、下、内、外四个壁,上壁与颅前窝、额窦相邻,内壁、下壁分别与筛窦、上颌窦毗邻。它的前面为眼睑,内部容纳眼球、眼外肌、泪腺、神经、脂肪、血管及筋膜等组织(图 6-1-1)。

　　在眼眶骨的四个壁之间,有许多重要的血管和神经通过,并与颅内相沟

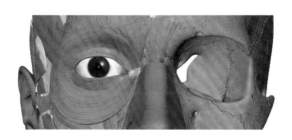

图 6-1-1　眼眶结构及其内容物

通。因此,眼眶不仅参与了面部外形的塑造,而且在保护眼球、维持正常视觉功能中起非常重要的作用。

1. 哪些疾病会导致眼眶缺损?

创伤、肿瘤和先天因素会导致眼眶缺损。因创伤、肿瘤和先天因素所造成的眼眶结构缺损约占颜面部缺损的16%。眼眶缺损除了眼眶内容物缺失以外,还可累及眼眶骨壁和邻近结构,如鼻窦、颅腔。轻者,眶骨壁陷入鼻窦或颅腔,甚至部分缺失,眶内组织结构脱出、缺失。重者,缺损范围大,软硬组织均可受累,眶骨壁、眶内组织结构同时进入邻近的鼻窦或颅腔,甚至眶骨壁及眶内组织大范围缺失。

每侧眼眶就好比一个房间,房间的四周墙壁犹如眼眶的四个壁,门窗可看作眼睑,房间内的家具就像眼眶骨内容纳的各种组织结构。因此,眼眶缺损的危害就可以理解为:①房间的墙壁、门窗缺损或家具缺失,将导致房间外观——眼部外貌的改变,如眼眶畸形、颧颌畸形、鼻骨畸形、额骨畸形、内眦畸形及眼窝凹陷等;②房间的墙壁、门窗缺损,也将引起房内家具——眼球的生理位置和功能的改变,比如眼球内陷或移位、眼球运动障碍和复视、视力丧失或下降等;③房间的墙壁、门窗缺损,可致房间内外沟通,即眼眶和鼻窦、颅腔相通,感染可通过缺损的骨壁波及眼眶,甚至达到颅内,眶内组织结构亦可通过缺损骨壁移位至鼻窦或颅腔。

面部轮廓关乎外观和功能,而眼眶位于面部中线的两侧,由于其结构及功能的复杂性及其在面部形态构成的重要性,因此眼眶缺损会严重影响患者的面部外观及视觉功能,降低患者的生活质量。

2. 眼眶缺损的治疗有哪些特点?

眼眶缺损的治疗与眼科、口腔颌面外科、鼻科和整形外科等多学科密切相关。由于眼眶的特殊解剖结构和位置,眼眶各壁与邻近组织紧密相连,甚至共用,如眶上壁和颅底,眶内壁和筛窦外侧壁,眶下壁和上颌窦顶壁。因此,眼眶外伤、肿瘤和先天畸形大多累及周围器官和组织,眼眶缺损的手术往往涉及口腔颌面外科、鼻科、整形外科等多学科,手术有时要求相关学科共同协作完成。

眼眶位于颅面中央,在颅面骨骼中占有极其重要的位置。眼眶缺损不但会引起严重的颅面畸形和容貌改变,而且会造成视功能障碍,甚至视力丧失。眼眶缺损的手术治疗既要改善外形,又要注重功能的保护与恢复,故手术难度大、风险高。

3. 眼眶缺损如何修复?

(1)眼眶骨缺损的整复:眶骨缺损可以单独发生,也可为大范围颌面缺损的一部分。依据缺损所累及的范围,可能会产生一系列的并发症,包括眼球运动障碍、斜视及其所导致的复视、眼球移位和眦角异位畸形。此外,因为眼眶与上面部、鼻窦、颅脑都有共用的骨支架结构,所以眼眶缺损也能波及这些区域。CT可为眶骨缺损提供直接的骨影像,能很好地显示眶内软组织,如眼外肌移位和脂肪嵌入骨缺损区的情况。

目前,眶骨缺损整复的手术方法已经比较成熟,其原则是使用骨移植或人工材料植入来重建眼眶骨性结构,恢复眼眶容积,复位眼球及眶内组织结构。根据缺损的大小和眼球后陷的程度来选择植入物的尺寸,植入物需完全骑跨于缺损区以防止组织的再次嵌入。人工材料品种多样,可分为不可吸收材料和可吸收材料,还可以分为单个材料和复合材料。人工材料来源广泛、可塑性强、安全方便,被临床广泛应用于眶骨壁缺损的修复。

现常用的人工材料是羟基磷灰石人工骨、多孔聚乙烯高分子合成材料和钛金属材料等,这些材料有较好的生物相容性和可塑性,但同时也存在排异反应、感染、囊肿形成和植入物移位等手术风险。

(2) 眼眶内容缺损的整复:某些眼部肿瘤、无法修复的严重眼外伤、眼内炎症造成失明及眼球疼痛、眼球变形无法佩戴义眼等情况,行眼球去除也是必要的,主要包括眼球摘除,即完整地去除眼球。眼内容摘除,即只去除眼内容物,而巩膜壳和眼外肌都保留。手术的目的是减少患者的不适,恢复患者的外观,以便恢复患者正常的生活和工作。

在眼球摘除或眼内容摘除术后,随之会出现眼球丧失后的眶内容缺失,造成眼窝凹陷(图 6-1-2),需要放置眶内植入物来矫正。眶内植入物有许多种类,包括非整合植入物(丙烯酸和硅胶)、包埋的半整合植入物(lowa 植入物和 Universal 植入物)、整合植入物(羟基磷灰石、多孔聚乙烯、多肽铝氧)和自体真皮脂肪等。医生会依据患者情况和手术目的来选择不同的眶内植入物。

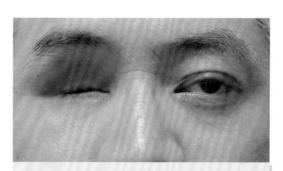

图 6-1-2   右侧眼球去除后眶内容缺损,导致眼窝凹陷

义眼座(也被称为义眼台)是用以矫正眼球去除所致眼窝凹陷的眶内植入物。义眼座植入术已被广泛应用于矫正眼球去除所产生的眼睑凹陷畸形,而义眼座的尺寸选择是依据术中测试钢球的大小来确定。义眼座具有多种型号,包括多种人工合成材料,如多孔海绵状羟基磷灰石、磷酸钙生物陶瓷、多孔聚乙烯等。目前,多孔聚乙烯已经被临床广泛接受,但是最理想的义眼座植入物仍为羟基磷灰石。

义眼座植入术后 3~4 周,结膜创口愈合良好,就可以佩戴义眼片,如果活动度较好,就能较好地满足患者的外观需求(图 6-1-3)。义眼片的制造要求:

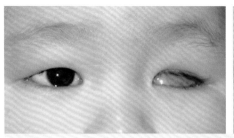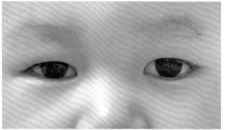

图 6-1-3　左侧义眼台植入及义眼片佩戴前后

①根据结膜囊的大小取膜定制,尽可能使义眼的角膜大小、结膜和虹膜颜色与对侧眼相似。装上义眼片后,两眼的睑裂宽度应接近相等,眼睑能自由开闭,外观应比较逼真。②义眼片的表面要保持高度光滑,后部要有一定的凹面。否则,粗糙的凹面会磨损结膜囊组织,引起慢性结膜炎、结膜肉芽肿、结膜糜烂等并发症,长期可引起结膜囊缩窄及变浅。③佩戴义眼片后,要保持义眼片及结膜囊的清洁卫生,需用抗生素眼药水。④需要定期复查,定期更换义眼片,特别是儿童患者随着年龄的增长,眼眶逐渐发育,要适时更换新的适合于结膜囊大小的义眼片。

(3) 眼眶缺损的整体修复:根据眼眶缺损的范围不同选择不同的手术方法,一般包括三部分:①眼眶及其周围骨缺损的修复重建;②眶腔内容的填充,眶内植入物可用来矫治无眼球后的眼眶凹陷畸形;③眼睑缺损的再造(详见第五章第七节)。总之,对于眼眶缺损,一部分可以通过整形手术修复,例如植皮、植骨、皮瓣转移或移植、人工材料植入等。但是对于眼眶内容摘除,缺损范围较大且损伤复杂,术后遗留严重的面中部畸形,影响功能和容貌美观时,患者往往难以接受,外科手术方法难以修复,适宜使用赝复的方法。若患者身体状况差,不能承受多次手术,已采用过手术修复治疗但失败者,或拒绝手术者,也可以使用赝复的方法来修复其外形。

什么是眼眶赝复呢？犹如房间的整体重建,眼眶赝复是指根据眼眶部缺损的特点,用人工仿真材料制作眼眶赝复体,并将其固定于缺损区,从而整体修复眼部软组织和硬组织的缺损,以恢复患者的面部外形。

完成眼眶赝复后需注意日常护理,包括清洁赝种植体及其基台,且每晚必须摘下赝复体,使皮肤暴露在空气中,避免真菌和细菌在皮肤表面生长。存放赝复体时,避免阳光直射。赝复体颜色质地会发生改变,需定期更换赝复体。

（杨华胜）

第二节　颧骨、颧弓整形

颧骨是最坚硬的面骨之一,位于面中部的两侧外上方,左右对称,略呈四方形,外凸内凹,分别与颞骨、额骨、上颌骨和蝶骨颧突相连接,参与眼眶外侧壁和底壁、上颌窦顶壁和颧弓的构成,是颅骨与上颌骨之间的重要连接支架,对构成面颊部外形具有重要作用(图 6-2-1)。颧骨部位高突、低平或者缺损畸形,会显著影响面部外形与美感。因此,具有这类畸形的患者,迫切要求通过整形手术来改变形象,重塑面形。

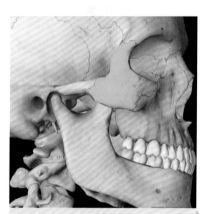

图 6-2-1　正常颧骨的位置和外形（绿色区域示）

1. 造成颧骨、颧弓畸形的原因有哪些?

颧骨、颧弓高突、低平畸形,大部分是先天性发育畸形,随着年龄的增长,颧骨、颧弓畸形日益明显,造成面中部的轮廓外形出现不协调,甚至严重影响整个面容。

常见的后天性原因有两种:第一种是外伤,包括各种交通事故、工伤、火器伤和运动伤等;第二种是炎症、肿瘤等疾病造成的。外伤所致多为单侧,有些是幼时外伤,随着年龄增长畸形逐年明显。较多见者为外伤后处理不当或未行处理造成的继发畸形,如火器伤,因涉及的范围更广泛,且常伴有软组织缺损丧失,处理更加困难。疾病造成的颧骨畸形,主要是颧骨邻近部位受炎症或肿瘤等疾病的累及所致,单纯发生在颧骨的疾病比较少见。对于因颌面部肿瘤累及的颧骨、颧弓畸形,常因同时伴有骨和软组织缺损,整复难度更大。

2. 颧骨、颧弓畸形一定需要整形吗?

多数情况下,颧骨、颧弓的高突或低平是一种相对概念,没有明确的评判界限和客观统一的诊断标准。

轻度的颧骨高突或低平并不引起自己或别人的注意,也不会引起人们的重视。如果颧骨过高,视觉上可能会显得脸部凹凸不平,不流畅。需要指出的是,这种脸形有时并不完全是颧骨高的问题,颧弓宽也是很重要的原因之一。因为颧弓过宽,视觉上会让脸部呈现"申"字形,脸显得特别大,还会显得颞部(俗称"太阳穴")和面颊部凹陷。对于颧骨明显高突或低平者,特别是女性,常会因面形不够秀丽而急于求治。该类女性常用发型来掩饰颧骨的畸形,有些女性甚至因此产生自卑心理,造成严重的精神负担。

目前多数学者认为,颧骨、颧弓畸形整复与否,应该根据颧骨的畸形程度、面部美学、面部两侧是否对称以及患者的要求等多方面因素综合考虑,慎重决定。

3. 颧骨、颧弓畸形可以通过哪些手段改善?

为解决颧骨、颧弓高突或低平的问题,很多人选择手术治疗。颧骨、颧弓高突可大致分成两类,包括单纯颧弓高突和颧骨、颧弓高突,表现为面中部过宽、过凸,可通过实施不同方式的手术加以整复。

对于脸形不算太宽,颧弓外凸不明显,但正面明显突出者,可仅采取口内

切口,手术截去部分颧突,将剩余部分颧突内推固定,颧弓部分仍保持原状(图
6-2-2A)。

对于颧骨高突造成脸形较宽,同时伴有太阳穴凹陷的患者,主要通过口
内切口,采用磨骨的方法适当减少颧骨体积,同时做耳前切口,截断颧弓并将
之内推固定(图6-2-2B)。

对于颧骨、颧弓高突的患者,多通过口内切口和耳前切口,采用"I"形、
"L"形或"V"形截骨术对颧骨体进行截骨,同期对关节结节前方的颧弓进行
"I"形截骨,截骨线的位置以及截骨范围取决于颧骨、颧弓高突的严重程度。
将颧骨体和颧弓都截断后,按照术前设计好的截骨范围去除部分欲缩减的骨
头,将颧骨、颧弓整体内推并适当旋转,进行三维重构(图6-2-2C、D)。这种前

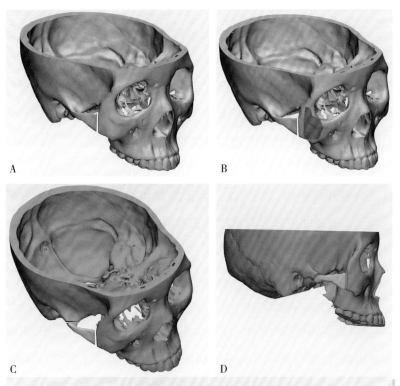

图6-2-2 颧骨、颧弓降低手术的不同设计方案
A.仅截去部分颧突 B.磨除部分颧骨,同时截断颧弓内推 C、D.颧骨体和
颧弓都截断后,按照术前设计截除部分颧骨,内推旋转颧弓,进行三维重构

后双截骨的手术方式适合各种颧骨、颧弓高突或者单纯颧弓高突的患者。有些脸形不宽但缺乏立体感的患者，也可以采用这种方法来增加脸部的立体感。不过需要注意的是，颞部凹陷及面颊部凹陷的人都会使颧骨相对更加突出，此时就需要磨削肥大的颧骨以使面部变得柔和，同时还需要配合太阳穴或面颊部填充术，以达到理想的效果。

对于先天性颧骨过低、外伤、疾病和肿瘤手术造成的颧骨低平畸形，以及老年性面颊组织萎缩变形造成颧骨下低凹，明显影响颧面部外形者，可以通过颧骨增高／扩展术，采用自体骨移植、医用人工生物材料填充以及外科手术加植骨或人工材料（如羟基磷灰石）的方法进行整复。

对于外伤或肿瘤术后造成的颧骨、颧弓或眶缘部分或全部骨质缺损，影响外观者，目前临床多采用自体骨或人工材料修复。自体骨常用游离肋骨、颅骨骨段移植，亦可考虑取带血管蒂颅骨瓣移植修复。对颧骨缺损同时伴有眶周骨缺损者，如果患者眶底基本完整，可采用钛板加游离骨移植的方式，重建眶周的连续性。对于眶底缺损的患者，可采用预制钛网或其他人工材料重建眶底。利用数字化技术制作个体化眼眶模型，预制植入物和接骨板等，可达到精确重建缺损区眼眶外形，恢复正常眼眶和眶内容物比例关系的目的，提高手术的成功率。

总之，做颧骨、颧弓整形手术之前，患者应和手术医生充分沟通。医生只有充分了解了患者的需求，对患者的颧骨、颧弓以及脸部条件有了全面的认识，才能给出专业的建议。

 4. **颧骨、颧弓整形手术前应注意什么？**

颧骨、颧弓整形手术的目的是矫治畸形、美化面容，不仅在修复技术上要求较高，而且是一种艺术创造性劳动（美容手术），必须注意和强调手术前后的处理。

一般术前准备包括：

（1）常规全身检查和耐受力检查：包括询问病史、主要脏器的检查、必要的实验室检查以及心电图、胸部影像学检查等，结合检查结果评估患者对手术的耐受力。女性患者术前还要特别注意了解月经史。

（2）颜面部术区准备：颜面部术区皮肤应去除油脂，术前不宜化妆。如采用颞顶部冠状切口，应于术前3天，每天用1%新洁尔灭洗头发。术区皮肤黏膜均用0.5%氯己定消毒。

（3）照相：术前常规对颜面部拍摄正面和双侧侧面照片，以利于手术前后对比，还可根据侧位照片，确定颧骨的高突或低平程度，这对术前确定高颧骨削低或低颧骨增高有一定的参考价值，并可作为预测手术可能达到效果的参考标准，使医患双方共同商议时能够取得一致的看法。术后照片应与术前位置、角度完全相同，否则难以与术前进行比较。

（4）患者的精神心理准备：颧骨、颧弓畸形患者多数性格孤僻，沉默寡言。有些患者常留长发掩盖畸形。患者的治疗目的也是五花八门，有的是受"高颧骨克夫"之说的影响，有的是为了美化面容。这些都需要医患双方术前充分沟通，通过医护人员细致耐心的解释，打消患者的恐惧感，解除其对手术的疑虑和思想上的负担。

（5）药物：仔细询问患者是否长期应用抗凝血药、维生素E、糖皮质激素和雌激素药物等，必要时请相应专科会诊。另外，阿司匹林（又名乙酰水杨酸）不宜与抗凝血药和糖皮质激素药物合用，其与抗凝血药合用可能会增加出血危险，与糖皮质激素合用可能会增加发生胃溃疡的危险。

5. 颧骨、颧弓整形手术后会有并发症吗？

颧骨、颧弓畸形的整形需要在正规、有资质的医疗机构实施。比较严重的术后并发症是骨不愈合，但较少发生。术后肿胀、疼痛一般在术后数周内恢复。极少数情况下，可出现局部麻木感、创口感染导致的不愈合或延迟愈合，面神经颧支损伤导致的上、下眼睑不能闭合或闭合不全等。

6. 颧骨、颧弓整形手术后应注意什么？

（1）体位和饮食：术后应采用仰卧位，头偏向健侧，待清醒后或者次日，视情况采用半卧位。颧骨、颧弓术后的饮食非常重要。术后前3天应常规流质饮食，禁食温度过高的食物以免造成黏膜损伤。3天后可视情况改为半流质饮食，但进食后不应漱口，可饮一些温开水，以清洁口腔。

（2）加强口腔护理：颧骨手术后因伤口疼痛且不能漱口，口腔自洁作用相对较差，口内常有食物残渣存留，必须由专业口腔护理师处理。

（3）术后伤口处理：防治感染措施、颧面部的加压包扎、伤口的拆线及并发症的处理等应由医护人员完成，患者也应严格执行医嘱，密切配合。

（刘习强　黄洪章）

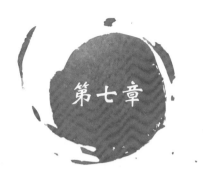

第七章

鼻 整 形

第一节　鼻孔不对称

1. **引起鼻孔不对称的原因有哪些?**

　　鼻孔不对称是指两侧鼻孔在大小、形态、角度等方面的不一致。造成鼻孔不对称的原因有先天畸形、外伤、感染、肿瘤、各种瘢痕的切除术后,以及目前非常流行的综合整形术后等。解剖上的成因可以是双侧鼻翼软骨的宽度、长度、弧度以及旋转的角度不一致,或者皮肤软组织的高度、宽度、周长、角度、鼻面交界处存在不对称,还可以是鼻小柱的偏斜所致。

2. **鼻孔不对称如何处理?**

　　如果是因为双侧鼻翼软骨发育的不对称,可以通过手术调整两侧鼻翼软骨的大小和走行方向,包括鼻翼软骨中间脚、穹隆的突出度,可以通过脚间缝合、穹隆缝合、穹隆间缝合等进行调整,可以采用鼻小柱支撑移植物,如鼻中隔软骨(东方人鼻中隔软骨柔弱,不太适合)、自体肋软骨或者异体肋软骨、Medpor 材料,也有用耳郭软骨者,若是鼻翼软骨发育不良,可以移植耳郭软骨、肋软骨加强。鼻孔不对称的调整,如果一侧外形满意,可以一侧为基准调整另一侧;如果两侧都欠美观,可以双侧同时进行调整。

当软骨和软组织同时都有缺损时,可以采用耳郭复合组织游离移植,即同时进行耳郭软骨和耳郭皮肤的游离移植,一并解决软骨和皮肤软组织的缺损。如果觉得较小的一侧外形可以接受,也可以通过切除较大一侧鼻孔的部分组织达到两侧鼻孔的对称。

因外伤、感染、肿瘤造成一侧鼻孔的软组织缺损或者瘢痕牵扯,可以松解瘢痕挛缩,通过移植耳郭复合组织、植皮或者皮瓣修复。

两侧鼻孔高低不一致可能是因鼻基底部不对称引起,多见于单侧唇裂,系患侧的上颌骨发育不良所致,可以通过植入假体或者自体软骨填充抬高鼻翼基底,从口内切口植入,假体可以是硅胶、膨体、自体骨或软骨、Medpor 材料、人工骨等,也可通过采用自体脂肪、透明质酸注射填充。现在也有通过鼻整形鼻小柱部位的切口、鼻前庭部位的切口,向鼻基底剥离,通过该入路填充自体软骨矫正鼻基底塌陷。还有人将自体软骨切成颗粒,通过小切口注射填充鼻基底。

第二节 鼻 翼 塌 陷

1. 什么是鼻翼塌陷?

鼻翼塌陷最多见的是一侧鼻翼塌陷,常见于唇裂继发畸形,一侧鼻翼软骨发育不良,同时因为肌力的不平衡,造成一侧鼻翼软骨塌陷变形(图 7-2-1)。

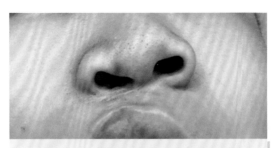

图 7-2-1　右侧鼻翼塌陷,由右侧唇裂所致

近年因为综合鼻整形的流行,术中切除、分离鼻翼软骨过多,加上后期的瘢痕挛缩,导致双侧或者单侧鼻翼塌陷,称"捏夹鼻",也称鼻翼缩窄,除影响外观外,严重者可导致呼吸功能障碍,主要原因是鼻翼软骨及侧鼻软骨软化以致吸气时鼻翼塌陷,这种情况不仅导致鼻外形不好看,而且使呼吸不顺畅,需通过手术矫正。

2. 鼻翼塌陷如何矫正?

　　鼻翼之所以塌,是因为鼻翼软骨支撑力不够,或者肌力不平衡导致鼻翼软骨塌陷变形。常见的鼻翼塌陷主要是唇裂继发鼻畸形,患侧鼻孔常表现为宽大扁平,这种情况可以松解变形的鼻翼软骨,以及移位偏离中线的鼻中隔软骨。如果鼻中隔软骨厚实,还可以切取部分鼻中隔软骨作为鼻小柱的支撑杆。鼻中隔纤薄者可以采用自体耳郭软骨或者肋软骨矫正鼻小柱的偏曲,同时应用自体软骨条加强鼻翼外侧脚,可以单侧也可以双侧矫正塌陷的鼻翼软骨。部分患者可能存在鼻翼缘切迹,可以通过下旋鼻翼外侧脚矫正,也可以于鼻翼缘移植软骨条解决。对于医源性的鼻翼塌陷,需要通过开放性鼻整形切口,松解瘢痕,移植自体软骨加强或重建鼻翼软骨,恢复鼻翼软骨的强度来矫正塌陷的鼻翼。个别属于侧壁软骨塌陷的患者,可以用自体软骨片或者 Medpor 片状假体修复(图 7-2-2)。

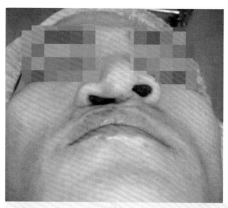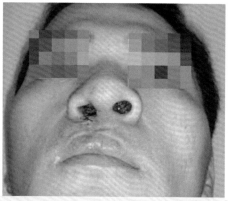

图 7-2-2　右侧鼻孔塌陷,鼻小柱偏斜,手术矫正前后

3. 术前术后有哪些注意事项? 采用什么麻醉?

术前 24 小时禁止饮酒、吸烟,应洗净面部,清洁鼻腔,尽量不要化妆,女性避开月经期。手术可在局麻下进行,也可选择全麻,具体视手术复杂程度而定,手术后可用热塑夹板固定。术后禁食辛辣刺激食物,禁用影响伤口愈合的补品、药品,如人参、活血药、阿司匹林等,特殊需要可询问手术医生。术后应用抗生素 3~5 天以预防感染,1 周后拆线,拆线前切口不能碰水。

第三节　鼻翼缺损

1. 鼻翼缺损是如何产生的?

鼻翼缺损多数是外伤造成的,少数是因为感染、肿瘤所致,极少数是先天性的。

2. 鼻翼缺损如何修复？

小的缺损可以通过采用鼻部皮肤，也就是局部皮瓣修复，常用的有双叶皮瓣。对于鼻翼全层缺损，如果小于1.0cm，可以采用耳郭复合组织游离移植，同时修复皮肤、软骨与黏膜。更大一些的缺损需要采用带蒂皮瓣修复，常用的有鼻唇沟皮瓣、鼻面沟皮瓣、眼轮匝肌蒂皮瓣和额部皮瓣，以及颞浅筋膜蒂耳后岛状皮瓣等，也可以采用吻合血管的游离皮瓣，最常采用的是带血管蒂的耳郭复合组织皮瓣，外形和结构与鼻翼最为接近，但由于需要吻合血管，供区的血管口径又特别细小，故必须应具备高超的显微外科技术，技术难度大，手术失败的风险也大。局部皮瓣适用于较小面积的单纯鼻翼缺损，如双叶皮瓣修复鼻翼缺损。鼻唇沟皮瓣适用于较大面积的鼻翼缺损。耳郭复合组织适用于鼻翼全层缺损。

第四节 歪鼻畸形

1. 什么是歪鼻畸形？

歪鼻畸形即鼻子歪斜，包括鼻骨、鼻中隔软骨及侧鼻软骨的单纯性或联合性歪斜，有先天和后天之分，先天性因素多是在胚胎发育过程中造成的鼻部畸形；后天性原因多为外伤所致，有些患者说不出明确的外伤史，但实际上是在儿童时期不太注意的轻微损伤影响了软骨细胞的正常发育，而导致歪鼻畸形。多数歪鼻畸形是由于鼻骨和鼻中隔软骨歪斜造成，也有单纯由鼻中隔软骨歪斜造成的软骨性鼻部歪斜，严重者也可以是鼻中隔软骨、侧鼻软骨及鼻骨的复合畸形导致。

（1）软骨部歪鼻畸形：歪曲发生在鼻骨的骨性部位以下的软骨部，即鼻的中下部。

（2）骨性部歪鼻畸形：歪曲发生在鼻梁上部和鼻根部的骨性部分，多由骨组织不对称造成。但很多时候是两种情况混合存在，即整个外鼻、鼻根至鼻尖部都有问题，于是表现出各种不同的歪曲现象。

2. 歪鼻畸形有哪些类型？

歪鼻的类型包括（图 7-4-1）：

（1）C 形歪鼻：鼻根与鼻尖均位于中轴线上，鼻梁中部弯向一侧呈"C"形离开中轴线。

（2）S 形歪鼻：又称复杂性歪鼻，鼻软骨部及骨锥部向不同方向偏曲，呈"S"形。

（3）偏斜形歪鼻：该型又称单纯性歪鼻，为鼻软骨部即鼻下部偏斜，也可伴有轻度鼻骨偏斜，其特点是鼻梁中下部偏向中轴线一侧，鼻尖点离中轴线最远。多为先天性或幼年时期外伤所致。

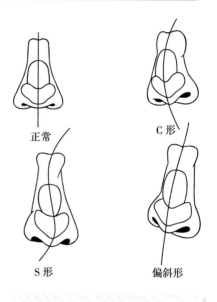

正常　　　　C 形

S 形　　　　偏斜形

图 7-4-1　歪鼻的种类

3. 如何矫正歪鼻？

歪鼻矫正方法较多，针对歪鼻的不同原因、畸形程度可采用不同的手术方法，其中包含单纯软骨部歪曲的矫正及合并骨部歪曲的矫正。轻度歪曲可用鼻假体、自体筋膜填充修饰，也可以注射自体脂肪或者透明质酸修饰，从而在视觉上达到歪曲矫正的效果。重度歪曲需要通过手术，将歪曲变形的鼻骨、侧鼻软骨以及鼻中隔重新调整、排列,然后固定,完成歪鼻矫正。

(1)软骨部歪曲矫正术:行开放性鼻整形切口,显露两侧的鼻翼软骨和侧鼻软骨,分离出鼻中隔软骨,将侧鼻软骨与中隔软骨分离,修剪多余一侧的侧鼻软骨,使两侧对称。如鼻中隔软骨有偏曲,可通过手术切除多余部分或者用软骨夹板矫正。如筛骨垂直板和犁骨部分也有歪曲,可以将畸形骨组织部分除去,或加以适当矫正。将偏曲移位的软骨复位后,缝合切口。鼻腔内以膨胀海绵填塞,也可以用特制的夹板将中隔软骨固定于正中位,同时达到止血的目的。鼻背及鼻尖用纸胶布固定,然后用石膏夹板或者热塑夹板固定。

(2)骨性部分歪曲矫正术:骨性部分歪曲比较复杂,有隆起、凹陷、扭曲等情况。视严重程度,通过鼻内切口或者开放性鼻整形切口(目前更多的是采用开放性切口,因为显露更清楚),沿设计线切开皮肤后,于骨膜浅面掀起鼻部皮肤,暴露鼻翼软骨、侧鼻软骨以及鼻骨,根据需要,将鼻中隔软骨与侧鼻软骨分离。然后,将鼻中隔黏膜与鼻中隔软骨分离直至鼻底及筛骨,切断鼻中隔软骨与筛骨垂直板、犁骨以及鼻棘的连接,使中隔软骨呈半游离状态。必要时可在中隔软骨上行减张切口,使中隔可以完全回复到正中位。如果侧鼻软骨不对称,可切除一侧多余的侧鼻软骨,软骨偏斜多可矫正。根据骨椎偏斜的程度,用骨凿或骨锯由梨状孔缘向上,切断上颌骨额突及鼻骨,以骨刀撬动鼻骨上端使其折断,此时鼻骨骨椎即可松动,术者用手指在鼻部推移整形,观察歪曲矫正满意后,即可缝合切口。术毕,于双侧鼻腔内进行对称性填塞固定,使鼻中隔保持正中位。外鼻可用夹板固定。

4. 术后有哪些注意事项?

(1)术后应用抗生素,以免伤口感染。

(2)鼻腔内填塞纱条或者膨胀海绵,术后1~2天取出。

（3）外鼻固定的热塑夹板可于术后 7~10 天取下。

（4）术后 3~4 天如发现鼻梁不够正中，可以将其推移至正中，重新固定。

第五节 鞍 鼻

1. 什么是鞍鼻?

所谓鞍鼻，通俗来说就是塌鼻梁、低鼻，是鼻梁的骨性和软骨部分未充分发育，鼻背凹陷，形如马鞍，故得名。有时会伴有鼻尖上翘，鼻孔朝天，即短鼻。原因可能是先天性，也具有种族差异，东方人鼻梁普遍比西方人低矮，也可以后天获得，如梅毒感染、外伤等。

2. 鞍鼻有哪几种? 如何治疗?

鞍鼻分为单纯性、复杂性，手术治疗时应分别对待。

（1）单纯性鞍鼻：单纯性鞍鼻仅表现为鼻梁平坦或凹陷、鼻尖支撑尚可或鼻尖表现为圆钝低平，鼻腔多无生理功能障碍，只需要垫高鼻梁，部分可能同时抬高鼻尖，即可获得良好的外形。

（2）复杂性鞍鼻：除鼻梁塌陷明显外，复杂性鞍鼻往往伴有鼻中隔偏曲、短鼻、上颌骨发育不良，表现为面中部凹陷或者上颌后缩（Binder 综合征）、鼻腔功能障碍等症状。此类畸形单纯隆鼻效果不一定好，抬高鼻背的同时需要延长鼻中隔，矫正短鼻畸形。此外，还需要同时进行面中部填充，或者上颌骨截骨前推。

在治疗鞍鼻前，首先要明确两点，一是鞍鼻的严重程度，二是用何种材料充填。常用的材料有硅胶、膨体、Medpor 材料以及自体材料。自体材料有骨、软骨、真皮、筋膜、骨膜、脂肪等。自体骨有颅骨外板、髂骨,自体软骨有鼻中隔软骨、耳郭软骨、肋软骨。人工材料具有取材方便、操作简单的优点,最常用的材料是医用硅橡胶,长期和大量的临床病例证实其具有性能稳定、刺激性小、质地适中、便于塑形、能长期保存在组织内等特点,以及手术操作方便、患者痛苦少、术后并发症容易处理等优点。其缺点是容易移动偏斜、包膜挛缩以及透光等,但依然是目前比较理想的充填材料。膨体具有易塑形、充填后与周围组织相容性好、外观形态自然等优点。缺点是有一定的挛缩变形发生率,感染率也相对较高,一旦感染,多数情况只能取出假体。对那些伴有鼻尖圆钝低平或短鼻的患者来说,用"L"形硅胶假体延长抬高鼻尖,鼻尖部皮肤承受着较大的张力,若鼻尖皮肤软组织较薄,日后有发生假体顶穿鼻尖的可能性,这种情况宜选用自体软骨或自体骨移植,或者移植自体耳郭软骨或用筋膜覆盖假体的鼻尖端。为解决这个问题,现在不少学者主张用柳叶形假体填充鼻背,用自体软骨延长鼻中隔,抬高鼻尖,避免假体外露的风险。

3. 术后注意事项有哪些?

(1) 术后应用抗生素,以免伤口感染。

(2) 术后 7~14 天拆线。

(3) 鼻背可用热塑板固定 1~2 周。

第六节 驼 峰 鼻

1. 什么是驼峰鼻?

驼峰鼻主要表现为鼻梁中部向前方的成角突出,常伴有鼻长径过长、下端肥大和鼻尖呈钩状下垂等畸形。如合并鼻尖下垂,呈钩状,故又有"鹰钩鼻"之称。多数驼峰鼻是由于先天性的原因,即在发育的过程中局部组织生长过度所致,少部分是由于鼻骨外伤扭曲愈合或后期骨痂增生造成。

2. 驼峰鼻如何治疗?

理论上凿除成角突出的骨和软骨组织即可,对于鼻子过长者可以通过缩短鼻中隔软骨,上旋鼻尖治疗。对于轻微的驼峰,也可以通过注射自体脂肪、透明质酸、骨水泥等填充驼峰上下的凹陷给予修饰矫正。对于中、重度驼峰鼻,主要采用截骨法矫正,切除鼻背的驼峰组织,然后行鼻骨截骨,内推合拢鼻骨,矫正驼峰切除后遗留的宽阔鼻背。对于鼻背不高者,还可以辅助用填充方法,使鼻形得到矫正。

3. 术前术后注意事项有哪些?

(1)驼峰鼻手术一般在局麻下进行,手术后一般需塑形固定,7~14 天拆线。

(2)术后注意避免撞击,尤其是填充术后。

(3)术前 24 小时禁止饮酒,应戒烟,洗净面部,清理鼻腔,尽量不要化妆。

(4)术后禁食辛辣刺激食物,禁用影响伤口愈合的补品、药品,如人参、活血药、阿司匹林等,特殊需要可询问手术医生。

(5)术后用抗生素 5~7 天以预防感染,拆线前切口不能碰水。

第七节 全鼻缺损

1. 哪些情况可以造成全鼻缺损？

全鼻缺损可由先天原因或后天原因造成。先天性鼻部分或全部缺损属于少见或罕见畸形。后天性鼻缺损较为常见，多因外伤、烧伤、冻伤、感染或肿瘤切除所致。

2. 全鼻缺损怎么修复？

鼻全部缺失后，梨状孔外露，直接与外界相通，严重影响容貌，必须手术重建。全鼻缺损的修复称为鼻再造术，包括衬里、外被皮肤和支架三个主要组成部分的修复。主要是用皮瓣或管形皮瓣移植，常用的有额部皮瓣、上臂皮管、肩胸皮管以及带血管蒂或吻合血管的游离前臂皮瓣等，以前额皮瓣最佳。由于皮肤软组织扩张术的开展，对额部皮肤进行预先扩张后，再行全鼻再造，不仅鼻尖、鼻翼不易出现血运障碍，且额部供区创面不需植皮，能直接缝合，避免植皮后色素沉着及萎缩性瘢痕。因此，目前扩张后额部皮瓣法成为全鼻再造的首选方法，逐渐取代了传统的额部皮瓣法。

3. 额部扩张皮瓣全鼻再造有哪些步骤？

（1）埋置扩张器：在前额发际上方做切口，深达帽状腱膜或额肌下，进行钝性剥离，制造腔隙，埋置相应扩张器。术后常规注水，逐步扩张皮瓣。

（2）取出扩张器：转移扩张后的额部皮瓣行全鼻再造。在皮瓣设计时可于术前预先做扩张囊区透光试验,观察血管走行与交通支情况,画出主干血管(滑车上动脉或眶上动脉)的走行情况,设计三叶皮瓣及血管蒂的位置。因额部血管间有较广泛的吻合支,只要主干血管能包括在皮瓣内且未受损伤,一般不会出现血供障碍。三叶皮瓣的设计同额部皮瓣法。扩张后皮瓣在转移前是否需将纤维包膜去除,可视具体情况而定,如鼻翼及鼻小柱折入的部分,可去除其囊壁甚至可以修薄。

(3) 支架雕刻:支架一般选择肋软骨进行鼻部支架的雕刻,缝合于衬里与皮瓣,并与鼻部原软骨组织等缝合。

4. 术后注意事项有哪些?

(1) 术后 3 天内每 2 小时观察皮瓣的颜色、温度、毛细血管反应及肿胀程度等指标。

(2) 术后静脉滴注抗生素 5~6 天,局部应用生理盐水或过氧化氢棉签清洁伤口血痂及鼻腔分泌物,保持其清洁干燥,避免感染。

(3) 预防感冒,因感冒后鼻部分泌物增多会污染创面。

(4) 加强营养,多进食高蛋白、高热量、高维生素食物,促进伤口早日愈合。

(张金明)

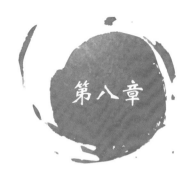

第八章

耳 郭 畸 形

耳郭位于头颅两侧,左右对称,其中重要的结构有:耳轮、对耳轮(包括对耳轮上脚、对耳轮下脚)、耳舟、耳屏、对耳屏、耳垂,以及由耳甲艇、耳甲腔构成的耳甲等(图 8-0-1)。

一般认为,耳郭的长轴向后倾斜约20°~25°,其上端基本与眉弓下缘齐平,下端与鼻底在同一平面。耳郭大小有一定的个体差异,平均大小约为33~66mm,宽度通常为长度的55%,耳郭到头颅的距离通常为1~2cm,耳郭与头颅间的角度(即颅耳角)介于21°~30°之间(图 8-0-2)。

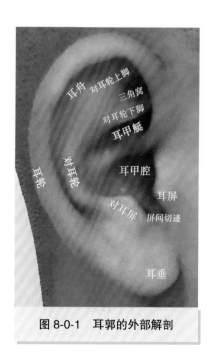

图 8-0-1 耳郭的外部解剖

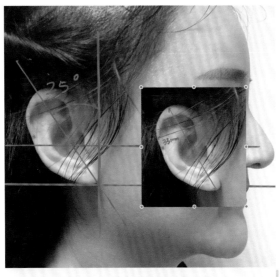

图 8-0-2 正常耳郭的大小

第一节　先天性小耳畸形

先天性小耳畸形是婴幼儿常见的先天畸形,通常需要外科治疗。1978 年中国福利会刘兴国报告先天性小耳畸形的发生率为 1 ∶ 3 439。男性多于女性,男女比例约为 2 ∶ 1,右侧畸形较多,双侧者约 10%。

1. 先天性小耳畸形有哪些类型?

先天性小耳畸形的形态学表现复杂多变,为了更好地描述先天性小耳畸形的具体表现,不同的学者提出了不同的形态分型及严重分度。1996 年,Aguilar 重新修订了先天性耳郭畸形简明的分级标准:Ⅰ级属于正常耳郭;Ⅱ级具有耳的框架结构,但外观上有明显的畸形;Ⅲ级耳郭外观表现为"花生耳"畸形,也就是接近无耳症(图 8-1-1)。

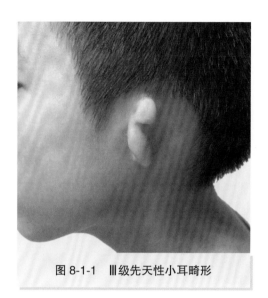

图 8-1-1　Ⅲ级先天性小耳畸形

2. 先天性小耳畸形可以手术再造吗?

答案是肯定的。先天性小耳畸形伴外耳道闭锁的治疗主要有两方面的内容,一是形态上的耳郭再造,二是功能上的听力重建。耳郭再造通常需要分期手术治疗,根据采用术式的不同,手术可能分两期、三期或者更多期来完成耳郭形态的重建。在听力重建方面,如果健侧耳朵听力正常,一般不主张进行患侧的听力重建,但是如果健侧听力也有障碍,则应尽早去耳科检查,必要时戴助听器以解决听力问题,避免导致语言障碍,条件允许时应行听力重建手术。如需行听力重建手术,则需要耳科医生和整形外科医生联合治疗。再造手术前应请耳科医生进行必要的听力检查,一般主张先进行耳郭再造手术,再行听力重建手术。现在也有学者主张在耳郭再造的同时进行听力重建。

3. 什么年龄可以做耳郭再造手术?

目前一般认为再造耳郭支架材料最好的是自体肋软骨。从心理学和解剖学的角度出发,学龄前是耳郭再造比较理想的年龄。但是为了有足够的肋软骨可供切取,也有学者主张到 12 岁左右再进行手术,因为该年龄段肋软骨发育比较充分。

除自体肋软骨外,临床上也有采用生物材料制作支架进行耳郭再造的方法。目前比较成熟的有 Medpor 耳郭假体,其优点是外形和组织相容性好,可以早期手术,在比较小的年龄就可以进行,无需等到肋软骨发育充分;缺点是支架质地较硬,有一定的外露率。其他材料比如放射性处理的软骨和硅橡胶也都有应用的报告,但效果均不理想,放射性处理过的软骨易被吸收变形,而硅橡胶则容易发生外露并且抵挡外伤的能力较差。

4. 耳郭再造有哪些方法?

目前耳郭再造主要有两类方法:

第一类是非扩张皮瓣法,即一期手术将耳郭支架植入,二期及后续手术再掀起植皮行颅耳沟成形及其他细节修整,代表性的方法有 Brent 法、Nagata 法等。Brent 法分四期进行,手术安全且效果比较好。Nagata 法是 Brent 法的改良,将原来的四期手术减少到两期完成,缩短了治疗时间,再造耳也具有更好的外观,但缺点是皮肤较厚,再造耳郭常带有毛发,耳后需要较大面积植皮等。

第二类方法是扩张皮瓣法,即一期手术在残耳后方的乳突区皮下埋植皮肤扩张器;二期再植入耳郭支架,好处是充分利用了耳后乳突区的无毛皮肤,可以少植皮甚至不需要植皮,因为扩张的皮肤薄,再造出来的耳郭轮廓清晰,缺点是周期长。

下面简要介绍扩张皮瓣再造耳郭法,该方法一期于残耳后方的乳突区皮下埋置皮肤扩张器,一般 70mL 左右,然后向扩张器里注水,2~3 个月后,待扩张器注水完成,取出扩张器,植入肋软骨支架或者 Medpor 耳郭支架,调整皮瓣,通过负压吸引定形,完成耳郭再造,3~6 个月后再将耳垂复位,修整加深耳甲腔。

如果采用肋软骨构建耳郭支架,通常切取一侧第 6、7、8 肋软骨,以健侧耳郭为模板，精心雕刻拼接，固定好后植入乳突区皮下。切取肋软骨时应避免损伤胸膜，否则会导致肺膨胀不全、气胸、纵隔气肿、肺炎等并发症。另外，部分病例可能会出现胸壁塌陷，胸壁切口可能发生术后瘢痕增生。目前，由于器械的改良和手术技术的改进，可以通过 3cm 左右的切口获取足够量的软骨，以减少瘢痕。

第二节　杯　状　耳

1. 什么是杯状耳？

杯状耳属于先天性耳廓畸形，对耳轮和三角窝明显内陷，耳轮向前过度弯曲，耳郭形如杯状。

2. 如何治疗杯状耳？

根据畸形的严重程度不同，将杯状耳分为三度。

（1）轻度：耳郭上部向前卷曲下垂，皮肤与耳郭软骨缺乏不明显，向后按压耳郭可以呈现出正常的耳轮与对耳轮。这类杯状耳的治疗效果良好，手术也不难，主要是再造对耳轮，并将耳郭上部抬起，不需要移植软骨或者皮肤。

（2）中度：耳轮缘短缩明显，耳郭卷向耳眼，小于对侧耳郭，外形似杯，是典型的杯状耳。这种情况的皮肤和软骨都有一定程度的缺乏，矫正时需要移植适量的软骨和皮瓣，以扩大耳郭体积。

（3）重度：耳郭严重卷曲，耳郭上部发育明显不足，靠单纯的局部改形无法矫正，只能通过耳郭再造的方法解决，实际上就是轻度的小耳畸形（图8-2-1）。

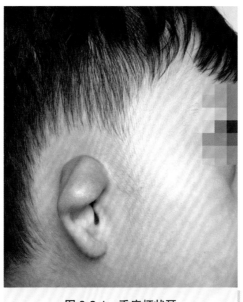

图 8-2-1 重度杯状耳

第三节 隐 耳

1. 什么是隐耳?

隐耳是一种先天性的耳郭畸形,表现为耳郭上部隐入颞侧头皮内,无颅耳沟与头颅相隔。但若用手提拉耳郭上部,可见耳郭上部的软骨结构完整存在,但是手松开撤除外力后,耳郭又会缩回去。其原因是耳郭上份的皮肤不足,无法让耳郭上部突出于头颅一侧,形成耳郭上部及颅耳沟。隐耳单侧发病,也可双侧发病,少数患者有家族史,较少遗传,也就是下一代的耳郭多数是正常的。

2. 如何治疗隐耳?

1岁以内的患儿可尝试采用非手术治疗,根据患儿耳郭上部形状,制作特定的矫正装置,将该装置固定在耳郭上部,持续牵拉耳郭上部与头颅之间的皮肤,缓慢牵拉,使紧张的皮肤逐渐松弛,慢慢露出耳郭外形。上述非手术治疗效果不佳或1岁以后就医的患者,宜手术治疗。儿童需在全麻下手术,成年人可在局麻下手术。

手术方法是将埋入头皮内的耳郭软骨上部解剖出来,建立稳定的颅耳沟,补充耳郭上份的皮肤不足。具体方法可分为植皮法和局部皮瓣法。植皮法操作简单,但愈合后皮肤色泽可能不一致,且取皮区会留下瘢痕。皮瓣法相对复杂,要求医生有较好的皮瓣设计技术,手术操作并不难,创伤也不大,效果稳定。该手术不仅可以改善外观,还可解决功能障碍,比如解决眼镜的配戴问题。

第四节 招 风 耳

1. 什么是招风耳?

招风耳为常见的先天性耳郭畸形(图8-4-1),一般认为由胚胎期对耳轮形成不全或耳甲软骨过度发育造成的。这两部分畸形可单独存在,也可同时发生。招风耳表现为耳郭平坦,与颅骨近似直角,耳郭相对较大。对耳轮发育不全,耳甲深大,耳舟及对耳轮正常解剖形态消失,耳郭上半部扁平,舟甲角大于150°或完全消失。正常成人耳郭上端与颅侧壁距离不超过2cm,耳郭整体与颅侧间夹角(颅耳角)为30°。招风耳则表现为这一距离的超限,即颅耳角扩大,

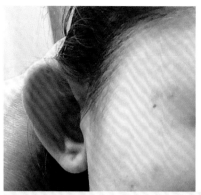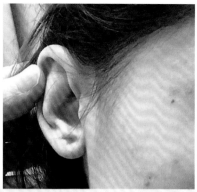

图 8-4-1　招风耳

约为 90°。畸形多为两侧,轻重程度可不相同,或只见于一侧。就诊时常见男性较多,女性较少。

2. 如何治疗招风耳?

招风耳需要外科手术治疗。手术的目的是形成对耳轮及其上脚,并使颅耳角缩小,外展的角度介于 15°~25° 之间,而且使耳郭具有正常的外观和弯曲度。术后耳轮的弯曲应该保持自然柔和而不应该紧缩。手术中也应该缩小过大的耳甲。

3. 什么年龄适合做招风耳矫正手术?

招风耳整形手术创伤不大,一般要求改善耳郭外形者皆可手术。为了不影响儿童的正常心理发展,一般主张在 5~6 岁时手术。此时,耳郭仅与成人相差数毫米,手术对其发育影响不大,双侧耳郭整形宜在一次手术中完成。

手术一般在局麻下进行,对于不合作的儿童则宜在全身麻醉下或基础麻醉加局麻下进行。

招风耳整形术通常需 0.5~1 小时,耳郭畸形较复杂的患者手术时间稍有延长。手术方法取决于耳郭畸形的状况。常用的方法是定点设计出对耳轮形态后,在耳后做一小切口显露耳软骨。然后,雕刻并切除部分多余软骨,将其弯向后方,靠近头颅,并应用可吸收缝线缝合,以维持耳郭形状。另外一种方法是在耳后做类似切口,切除部分皮肤,用缝线固定耳软骨,使其保持折叠,不切除软骨。当然还有很多其他的手术方法,由手术医生根据情况选择。大部分患者术后在耳后会留下一条不明显的瘢痕,随时间延长可逐渐消退。

招风耳矫正手术不仅矫正了外观上的不足,也弥补了其对患者心理上的伤害。矫正后不会留下难看的瘢痕,术后肿胀不明显,疼痛轻微。手术时间短,并发症少,且效果确切,形态逼真,满意度高。

（张金明）

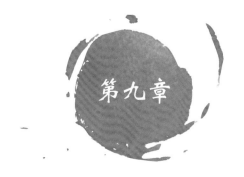

第九章

唇 颊 整 形

　　唇颊位于人体面部中下 1/3 的解剖区域内,双侧的口唇通过双侧鼻唇沟(从鼻翼外侧到口角外侧的凹陷)将唇与颊分为外侧的颊部和内侧的唇部。

　　颊部构成口腔的外侧壁。颊部从外向口内可大致分为 5 层:位于最外面的称为颊部皮肤层,在皮肤层的下面为脂肪层,脂肪层的下面有颊肌,颊肌的下面即口腔面,为口腔黏膜层。在口腔黏膜层与颊肌之间有口腔黏膜下层,即黏膜下组织,其内有小的黏液腺。黏液腺可分泌黏液,起到湿润口腔黏膜的作用。相当于上颌第二磨牙牙冠的颊黏膜上有腮腺导管的开口。在进行颊部整形术时应特别注意保护颊脂垫和腮腺导管。

　　口唇是面部活动能力最强的两个瓣状结构,由软组织构成,即外层为皮肤,内层为黏膜,皮肤和黏膜之间为肌肉——口轮匝肌。口轮匝肌是环状肌肉,具有内、外两份纤维。内份纤维很厚,位于口唇的周缘,不与颌骨附着,收缩时可使口唇缩小;外份纤维很薄,与颌骨附着,可使口唇与面部肌肉密切相连。

　　唇部的感觉受上、下颌的感觉神经分支的支配,面颊部的肌肉运动由面神经支配。

第一节　唇　整　形

正常上唇侧面观时应该呈弓形,有一个红色的边缘,称为朱缘,又称红唇缘。朱缘与皮肤的交界处有白色的细嵴,称为白线或朱缘嵴。朱缘中部的弓形更为明显,称为朱缘弓。朱缘弓的正中有一条浅沟,称为人中。人中下方的红唇呈结节状,称为唇珠。

面下部的 1/3 为唇部与颏部,下唇上缘至颏唇沟为下唇,鼻底线至上唇下缘为上唇。上唇与下唇在两侧相交处为口角,口角位于两眼平视时瞳孔中点向下延伸的垂线上。当口唇自然放松时,上颌切牙外露约 2mm,微笑时牙冠部分可外露,但不超越 2/3。

侧面观,上唇较下唇略松且薄,轻轻盖在其上,并微微翘起。上唇的长度与鼻尖的高度相似,并与鼻小柱成 90° 角。正面观,如果上唇出现过松、过紧、过长、过短、唇珠不显、唇缺损和唇裂术后继发畸形时,应实行口唇美容整形术予以改善。

1. 什么是上唇过短?如何治疗?

上唇过短是指上唇的长度短于鼻尖的高度。造成上唇过短的病因可能有先天性或获得性(后天性)两大类,可能是先天性发育障碍导致唇发育不良,引起上唇过短(图9-1-1);也可能是出生后在生长的过程中,因外伤、感染或者肿瘤等导致上唇过短。

上唇过短可以是全上唇过短或上唇局部长度不足。其主要表现为上下唇在自然

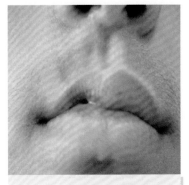

图 9-1-1　发育不良性上唇过短

松弛的情况下,上颌前牙的牙冠有不同程度的暴露。

　　治疗的方法以手术治疗为主,手术方法根据上唇过短的程度不同而异。对于局部的上唇小缺损或过短,可在口内上唇行"V"形切口,将黏膜肌瓣向前推进后行"Y"形缝合即可。如果上唇的大部长度不足,即可在双侧鼻底行"M"形切口,切开皮肤及肌肉层后,将两侧组织向过短的中间滑行后缝合即可。

2. 什么是上唇过长? 如何治疗?

　　上唇过长是指上唇的长度长于鼻尖的高度。造成上唇过长的病因可能有先天性或获得性(后天性)两大类,可能是先天性发育过度导致上唇过长,也可能是出生后因外伤或者肿瘤等导致上唇过长(图9-1-2)。上唇过长可行鼻底切口或上唇切口整形治疗。

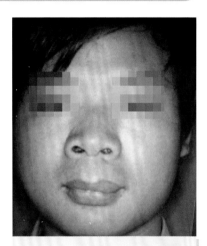

图 9-1-2　上唇肿瘤导致上唇过长

3. 什么是上唇过紧? 如何治疗?

　　上唇过紧是指在正常情况下,上唇完整、前翘和位于下唇的后方,造成上唇过紧的原因主要是原上唇组织量显著不足。临床表现为上唇过紧后缩,上唇下部显得紧张,上颌发育不良后缩,前牙反𬌗,下唇明显相对前突。

　　对于这种畸形,手术难度比较大,在决定进行软组织矫正前,必须弄清楚是软组织不足还是上颌骨发育不全所致。如果只是由软组织量不足引起,可在下唇设计一个组织瓣,旋转180°,插入被切开的上唇组织进行整复。

手术方法是首先切开上唇正中全层,形成三角形的缺损,两侧唇组织侧移达正常松弛度后,测量缺损的长度、宽度。然后,按缺损量并参照正常人中长、宽形态,在下唇中央设计切取以红唇和血管为蒂的三角形下唇瓣,旋转至上唇缺失区,分层缝合缺损区。10天后断蒂。术后人中形态自然,人中凹明显,唇珠丰满,上唇松紧度恢复正常,下唇前突随之消失。

4. 什么是唇珠不显?如何治疗?

唇珠为上唇正中下部的红唇肌肉组织。如果唇珠不显和缺如时,可导致前牙部分牙冠外露,影响美观,必须手术修复。

唇珠不显或缺如也可有程度的不同,应根据唇珠不显的程度,选择不同的整形方法。对于轻微的唇珠不显,可选用钟摆式组织瓣向中移位缝合,术后效果良好。对于唇珠有不同程度的缺如,可分别采用改良的下唇瓣法和下唇瓣法整复。

5. 什么是唇缺损?如何治疗?

唇部的缺损可由外伤、肿瘤和炎症所致。根据唇缺损的部位及程度,分为上唇缺损与下唇缺损两大类。

上唇缺损可分为:上唇表面缺损、上唇正中缺损、上唇侧面缺损和全上唇缺损。下唇缺损可分为:下唇表面缺损、下唇正中缺损、下唇侧面缺损和全下唇缺损。全下唇缺损可再分为3种:唇缺损不超过下唇全长的1/3、唇缺损不超过下唇全长的1/2、唇缺损不超过下唇全长的2/3。

上下唇缺损的治疗有一定的原则,如唇缺损不超过全唇长度的1/3时,可利用唇组织的弹性及延展性,直接或经过松解后拉拢缝合;如唇缺损超过全唇长度的1/2时,应考虑选用鼻唇沟组织瓣或对侧唇组织瓣交叉转移;如唇组织缺损超过全唇长度的2/3时,利用剩余组织瓣及鼻唇沟组织瓣亦嫌过少,可再加用对侧唇组织瓣补充不足。

上唇的皮肤缺损可引起严重的唇部畸形,应尽量采用局部皮瓣修复,最好是从鼻唇皱襞处形成一个皮瓣以修复侧缘缺损。上唇正中部的小缺损,可通过切开创面边缘,行"Z"字整形缝合。上唇正中的中度缺损,可采用在鼻翼侧缘三角形切除后向缺损处推进后缝合,也可以在下唇正中设计一个三角形的组织瓣,经过向上旋转180°后缝合修复。上唇正中的大型缺损,可从缺损两侧设计大的鼻唇肌皮瓣向内旋转修复。上唇侧面的缺损,可在下唇侧面设计一个三角瓣经旋转后修复上唇缺损。上唇2/3以上的缺损修复方法有多种,每种方法均有其适应证,但最常用的方法是矩形全厚皮瓣修复。这种矩形皮瓣来自下唇侧方,其可供给相当量的组织,尤其适用于老年人的唇缺损。手术方法是从下唇及颏部侧面区域切取2个矩形皮瓣,然后将皮瓣上提对合并缝合。

下唇缺损与上唇缺损的修复方法相似。下唇正中缺损,可用矫正上唇的方法来矫正下唇。小的缺损,切除伤口的边缘后所形成的"V"形缺损可以直接拉拢缝合,但必须使用"Z"字整形方法,以避免直线性产生的收缩。大的正中缺损,需要较大的皮瓣,在行这种设计时,皮瓣应伸延到下颌骨下缘,两侧面向上达口角处。这种皮瓣在上唇不能被应用,但应用在下唇有其独到的优越性。当一侧下唇侧面缺损时,可在对侧上唇设计一个三角形瓣,将其向下旋转后分层缝合,或在鼻唇沟区设计鼻唇皮瓣,然后向下旋转分层缝合。对于全下唇的缺损,可采用双侧鼻唇皮瓣向内向下旋转对合后缝合,也可在双侧鼻唇沟区分别设计两个半月形的切口,在下唇两侧分别设计两个三角形的切口。然后,分别切除2块半月形和三角形内的组织,将两侧颊部的瓣向中线靠拢缝合。最后,将口腔侧的黏膜向外翻转与皮肤缝合,形成下唇的红唇部分。

6. 什么是唇裂术后继发畸形? 如何治疗?

唇裂属于先天发育畸形,如一侧球状突不与上颌突相连即形成单侧唇裂,双侧球状突不与上颌突相连即形成双侧唇裂。单侧唇裂或双侧唇裂对言语及美观有较大的影响,所以必须进行修复。由于在进行唇裂修复时患者所处的环境条件、裂隙程度及手术医生临床经验的不同,术后效果也不同,可能发生术后畸形,必须进行第二次手术。

唇裂继发畸形可以分为单侧唇裂继发畸形和双侧唇裂继发畸形两大类。单侧唇裂常见的继发畸形有单侧上唇过长、单侧上唇过短、单侧上唇过紧、唇珠不显等,双侧唇裂常见的继发畸形有上唇过长、上唇过短、上唇过紧及唇珠不显等。

对于单侧和双侧唇裂继发畸形,手术方法是相同的。可以应用上述手术方法来治疗唇裂一期术后的继发畸形。

(翦新春　高　兴)

第二节　颊　整　形

面颊部负责表情、言语、咀嚼等功能。脸的两侧为颊,范围从眼睛下方到下颌,从里到外分别由口腔黏膜、肌肉、脂肪、皮肤组成,包含丰富的神经、血管和淋巴系统。

在颌面部诸间隙之间,存在着一个由半流动性质的脂肪颗粒构成的组织,称为颊脂垫,其体积和质量在不同种族、性别、体重的人群中差别不大,因为其特殊的解剖位置、结构及丰富的血液供应,在口腔颌面部软硬组织缺损修复方面有较多的应用。

1. 酒窝通常长在什么地方?

酒窝又称面魇,位于口角外上方的颊部,因人而异,有人明显,有人没有。皮下脂肪(颊脂垫)丰满时易形成,面部表情肌肉间隙明显者,笑时即出现明显的酒窝。

如果颊部出现病变，如瘢痕、洞穿性缺损等面容变形，不仅原有酒窝会消失，还可能出现口齿不清、开口困难、嘴歪流涎等功能障碍。

2. 面颊部病变的原因有哪些？

面颊部病变的原因有外伤、炎症、肿物。

引起外伤的常见原因有下颌磕碰伤引起的假性关节强直导致的张口受限、进食困难，沸水、热油、电极等导致的烧灼伤，动物撕咬拉扯引起的皮肤肌肉撕脱伤，战争或袭击引起的弹片伤或刀划伤等。

容易发生炎症的原因有：错位阻生的智齿长期反复食物嵌塞导致的冠周炎，甚至扩散为颌面部间隙感染；长期配戴义齿(假牙)摩擦导致的口腔黏膜纤维硬化；咬合错乱或特殊饮食偏好导致的物理及化学创伤性溃疡；骨髓炎排脓引起的瘘管等。

最要警惕的是面颊部肿物的发生，肿物包括良恶性肿瘤、囊肿及瘤样病变，肿物性质不同，其病变和治疗对外形和功能的影响也大不一样。先天因素、不良的口腔卫生环境及生活习惯、病毒感染等均有可能导致肿物的发生。

3. 面颊部的病变有什么表现？

（1）留疤：疤在医学中称为瘢痕，是软组织受损后愈合的一种结局，即通常见到的像"蜈蚣"一样的弯曲条索状硬结。面颊部瘢痕的形成，使原本松软的皮肤、黏膜和肌肉皱缩粘连，严重影响外观及功能。除炎症、外伤、肿瘤治疗前后导致的瘢痕外，嚼食槟榔出现口腔黏膜下纤维化同样会引起黏膜硬化瘢痕。

（2）肿胀、疼痛、功能障碍：常见的智齿发炎、牙周炎引起的间隙感染会导致肿胀、疼痛、张口受限等，甚至因其解剖部位的特殊性，在不及时干预的情况下容易出现严重的并发症。例如咽旁、口底间隙感染,较大可能导致呼吸道缩窄,从而发生呼吸困难;受重力影响,口底间隙内脓液向颈部和胸部引流会导致坏死性纵隔炎或心包炎;感染进入血液循环系统,会出现脓毒血症、败血症,严重危及生命。

(3)面瘫:耳旁及腮腺区的病变如果侵犯面神经,会出现面部表情肌瘫痪,具体表现为单侧面肌、颈阔肌运动障碍,抬头纹消失,同侧眉毛和口角下垂,口眼闭合不全,鼓腮漏气,流涎等。

(4)穿洞:肿瘤或外伤导致颊部的软组织被完全切除、清理,即从脸的外侧直接看到口内的牙齿甚至骨头,称为颊部洞穿性缺损。其表现为自外表皮肤到口腔黏膜的全层缺失,闭嘴时无法形成密闭的环境。缺损面积小者言语不清、流血流涎、进食外漏;缺损面积大者除前述外,还往往伴有易感染、修复困难及心理障碍等。

4. 发生了"槟榔嘴",应该怎么办?

咀嚼槟榔是致癌的,首先侵犯的是颊部黏膜。因此,对于长期嚼食槟榔的人来说,出现以下表现要及时就医,如早期发现口腔内两侧黏膜苍白、糜烂,类似网格样分布,后来缓慢变硬,感觉和味觉下降,吃东西时张口困难,有火烧的感觉,用手可触摸到类似枯树枝般的条索硬结,就是俗称的"槟榔嘴"。出现类似症状时,应立即停止嚼食槟榔,无论有无槟榔食用史,都应及时到正规医院的口腔颌面外科就诊。轻则仅需局部注射、放射疗法或全身用药等;重则需要手术切除病变组织,必要时还得切取自身组织来修补缺损的部位。因此,对于疾病应防患于未然,早发现,早治疗,才能更好地保存外形和功能。

5. 面颊部病变如何治疗?

首先,医生会对患者进行系统的检查与分析,在手术清理病变部位后,再根据缺损的位置和范围选择修补方案。较小的缺损如单纯黏膜、皮肤的缺损,可以选择从邻近组织进行旋转修补或采用人工合成的黏膜补片移植修复。较大的缺损如严重性洞穿,可考虑从身体选取合适的组织进行同期修补,该组织称为皮瓣。如果仅是将皮瓣缝合于缺损区,在没有血供的情况下,皮瓣会很快坏死,徒劳无功。因此,应运而生的显微外科手术使皮瓣血管化成为可能,在显微镜下对接供区和受区的动静脉,有了血液供给和回流的皮瓣便能存活,并有效恢复缺损区的形态和功能。

6. 手术治疗颊部病变的周期多长?手术后的注意事项有哪些?

需要手术治疗的面颊部病变,入院后需完善相关的检查和分析,较小的缺损手术时间约为半天,较大的缺损手术时间可达 8~12 小时,更为复杂的缺损手术时间会更长。术后观察时间也视恢复情况为 1 天 ~3 周不等。

经历口内手术后,为保证伤口及移植物在相对清洁的口腔环境中恢复,必要时会使用胃管进行鼻饲流质,在创口基本愈合、无明显吞咽功能障碍时可拔除胃管,多在术后 1 周 ~1 个月。

严重的颊部缺损在经历显微外科皮瓣移植手术后有较多注意事项,例如术后 72 小时内头部必须制动,不能出现上下左右大幅度活动。若不遵医嘱,则易出现再次手术甚至皮瓣坏死摘除的风险。术后必要时应留置气管套管维持呼吸道通畅,需谨防异物或痰液堵塞通道口等。在手术前签署相关知情同意书时,医生会详细交代手术并发症及术后注意事项,患者和家属应耐心了解及虚心遵从。

(黄洪章　刘海潮)

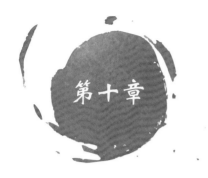

颌骨畸形整形

第一节 颌骨畸形

1. 什么是颌骨畸形?

颌骨畸形在医学上又称为牙颌面畸形,是一种因颌骨生长发育异常引起的颌骨体积、形态结构,上、下颌骨之间及其与颅面其他骨骼之间的位置关系失调。日常所说的"地包天""龅牙""小下巴"和"大小脸"等颜面外形异常、咬合关系错乱与口颌系统功能障碍,都是不同类型牙颌面畸形常见的临床表现。流行病学研究显示牙颌面畸形发病率高达2%。牙颌面畸形可以分为发育性和获得性两大类,发育性畸形是在面部骨骼生长发育过程中,受先天因素或后天因素,或由两种因素联合作用所致的一类颌骨生长发育畸形。

2. 颌骨畸形有哪些类型？

目前,颌骨畸形在国际上尚无完全统一的临床分类,临床上常根据骨骼的大小命名为发育过度或不足,根据位置变化命名为前突或后缩。这里简要将常见的颌骨畸形分为五类,归纳如下,方便大家就医。

（1）上颌畸形

1）上颌发育过度:又称上颌前突,全上颌骨向前发育过度者临床上不多见,而上颌骨前牙牙槽骨前突（俗称"龅牙"）常见（图 10-1-1）。

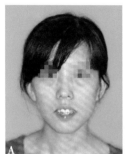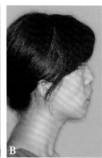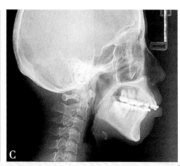

图 10-1-1　上颌发育过度
A.正面像　B.侧面像　C.头颅侧位定位片

2）上颌发育不足:也称上颌后缩,常伴有假性下颌前突面容（图 10-1-2）。

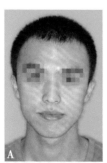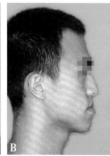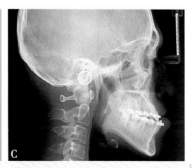

图 10-1-2　上颌发育不足
A.正面像　B.侧面像　C.头颅侧位定位片

3）上颌垂直向发育过度：因上颌骨和牙槽突向下过度生长而表现为面中份变长，微笑露龈（图 10-1-3）。

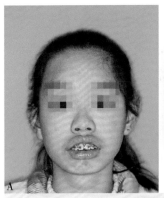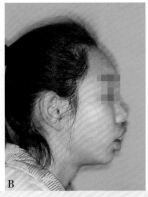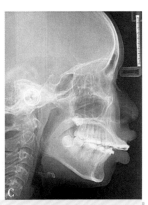

图 10-1-3　上颌垂直向发育过度
A. 正面像　B. 侧面像　C. 头颅侧位定位片

4）上颌垂直发育不足：因上颌骨和牙槽突向下生长不足所致面中份变短，微笑及说话时上颌前牙不能外露，似无牙颌状态（图 10-1-4）。

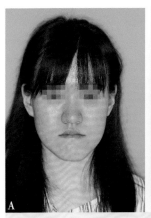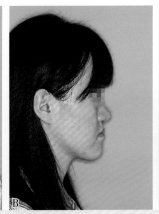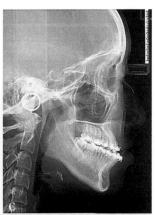

图 10-1-4　上颌垂直向发育不足
A. 正面像　B. 侧面像　C. 头颅侧位定位片

5）上颌横向发育不足：表现为上颌牙弓缩窄，后牙或全牙列反𬌗，即上颌牙在下颌牙的内侧（图 10-1-5）。

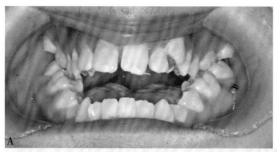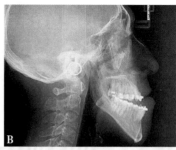

图 10-1-5　上颌横向发育不足
A.口内正位像　B.头颅侧位定位片

（2）下颌畸形

1）下颌前后向发育过度：又称下颌前突（俗称"地包天"），常伴有上颌发育不足（图 10-1-6）。

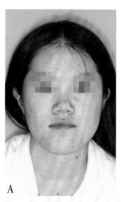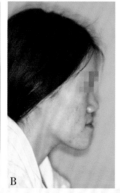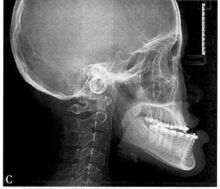

图 10-1-6　下颌前后向发育过度
A.正面像　B.侧面像　C.头颅侧位定位片

2) 下颌前后向发育不足：即下颌后缩、小下颌畸形（图 10-1-7）。

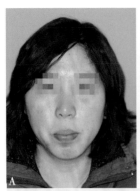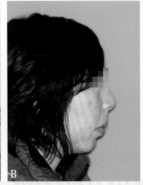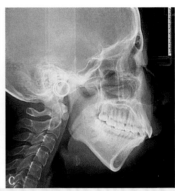

图 10-1-7　下颌前后向发育不足
A. 正面像　B. 侧面像　C. 头颅侧位定位片

3) 下颌颏部畸形：包括颏部发育不足引起的颏后缩、小颏畸形，也就是人们常说的"小下巴"（图 10-1-8）；颏部发育过度所致的突颏畸形，即"大下巴"或"长下巴"；颏部偏斜所致的不对称畸形。

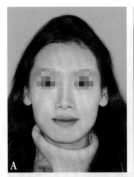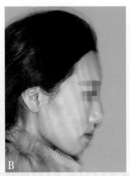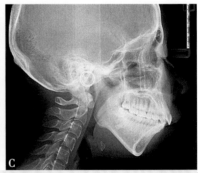

图 10-1-8　下颌颏部畸形
A. 正面像　B. 侧面像　C. 头颅侧位定位片

4）下颌角肥大：可伴有嚼肌肥大，通常说的"国字脸"就是这一类（图 10-1-9）。

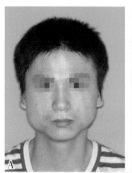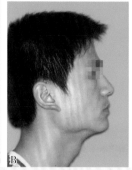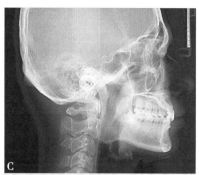

图 10-1-9　下颌角肥大
A. 正面像　B. 侧面像　C. 头颅侧位定位片

（3）双颌畸形：双颌畸形是指同时存在于上、下颌骨的复合性牙颌面畸形，临床上常见的双颌畸形有：

1）下颌前突伴上颌发育不足：即"地包天"，是我国最常见的一种双颌畸形（图 10-1-10）。

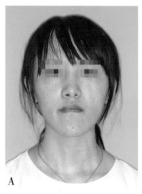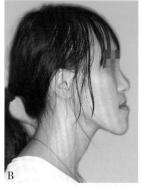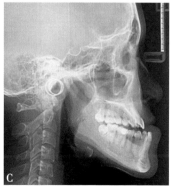

图 10-1-10　下颌前突伴上颌发育不足
A. 正面像　B. 侧面像　C. 头颅侧位定位片

2）上颌前突伴下颌发育不足：又称"天包地"（图 10-1-11）。

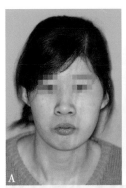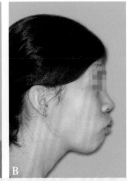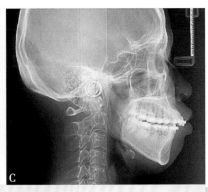

图 10-1-11　上颌前突伴下颌发育不足
A. 正面像　B. 侧面像　C. 头颅侧位定位片

3）上颌垂直向发育过度伴下颌后缩：又称长面综合征，常伴有前牙开𬌗（图 10-1-12）。

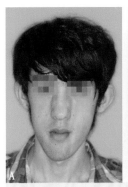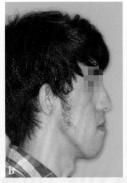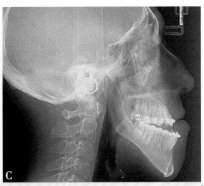

图 10-1-12　上颌垂直向发育过度伴下颌后缩
A. 正面像　B. 侧面像　C. 头颅侧位定位片

4）双颌前突：东方人以上、下颌前部牙槽骨发育过度多见，常说的"龅牙"就是这一类（图 10-1-13）。

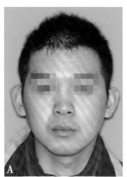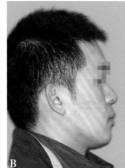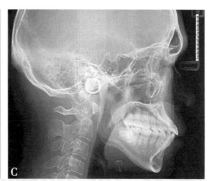

图 10-1-13 双颌前突
A. 正面像　B. 侧面像　C. 头颅侧位定位片

（4）不对称牙颌面畸形：俗称"大小脸"，是指侧方偏离中线大于 3mm，可发生于单颌，但多同时累及上、下颌骨，多伴有咬合偏斜。主要包括：

1）偏颌畸形：表现为下颌中线偏向一侧，多由一侧髁突生长过度所致（图 10-1-14）。

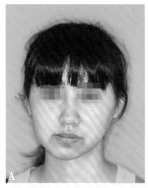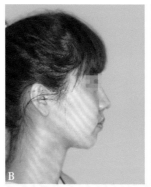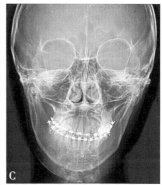

图 10-1-14 偏颌畸形
A. 正面像　B. 侧面像　C. 头颅正位片

2) 半侧下颌骨肥大：表现为一侧下颌骨体积增大，多由一侧下颌骨生长过度所致（图 10-1-15）。

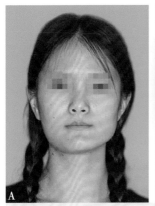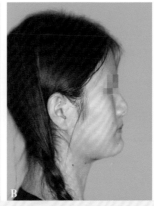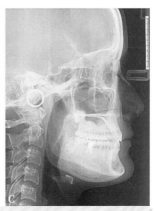

图 10-1-15　半侧下颌骨肥大
A. 正面像　B. 侧面像　C. 头颅侧位定位片

3) 单侧小下颌畸形：是由一侧下颌骨生长不足，特别是单侧髁突发育不全所致（图 10-1-16）。

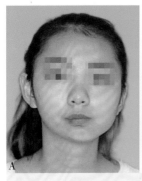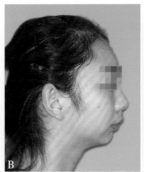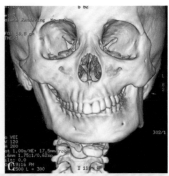

图 10-1-16　单侧小下颌畸形
A. 正面像　B. 侧面像　C. CBCT 模拟头颅正面观

4）半侧颜面短小畸形：是一种先天畸形，因发育异常引起，以半侧下颌发育不全为主要表现，可同时累及上颌骨、颧骨、颅骨及脊柱，可伴有面横裂与副耳（图10-1-17）。

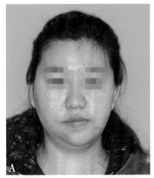

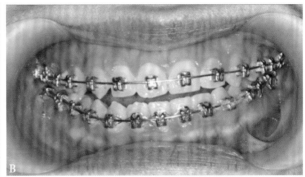

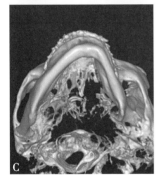

图 10-1-17　半侧颜面短小畸形
A. 正面像　B. 口内正位像　C. CBCT 模拟头颅颅底观

5）半侧颜面萎缩：特点是半侧的面部皮肤、软组织和硬组织的渐进性萎缩。

（5）继发性牙颌面畸形：继发性牙颌面畸形是指在出生后的生长发育期，因各种原因，如疾病、外伤或治疗引起的获得性牙颌面发育畸形（图10-1-18，图10-1-19）。

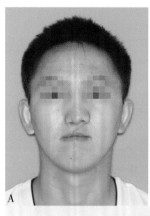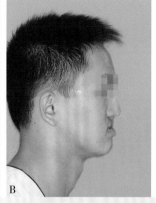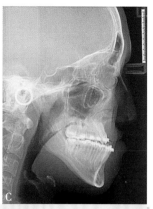

图 10-1-18　继发性牙颌面畸形,正颌手术前
A.正面像　B.侧面像　C.头颅侧位定位片

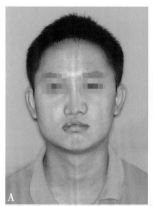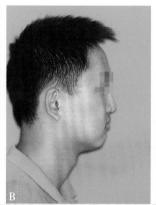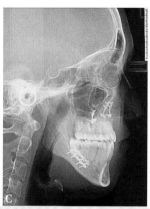

图 10-1-19　继发性牙颌面畸形,正颌手术后
A.正面像　B.侧面像　C.头颅侧位定位片

3. 颌骨畸形的病因是什么?

造成颌骨畸形的原因分为先天因素和后天因素。先天因素包括遗传因素和胚胎发育异常。因颅面形态由基因决定,故具有显著的遗传特征。口腔颌面部胚胎发育过程中母体环境异常也会引起颌骨畸形。后天因素有:①代谢障碍和内分泌功能失调；②不良习惯如吮指、咬笔杆等；③损伤及感染，如颌骨骨折、颌骨骨髓炎等；④其他，如病因不清楚的进行性偏面萎缩。

4. 诊断颌骨畸形需要哪些辅助检查？

辅助检查包括实验室检查和影像学检查。实验室检查包括：血常规与凝血功能检查、乙肝两对半与丙肝抗体检查、人类免疫缺陷病毒（HIV）检测与血糖检测等。影像学检查包括：全口牙位曲面体层片、头颅正侧位定位片，必要时可拍摄颞下颌关节片、颅面三维 CT 用于复杂病例，ECT 可了解双侧髁突的发育情况。

5. 正颌术后有并发症吗？如何处理？

现代正颌外科通过正颌外科与口腔正畸联合来治疗牙颌面畸形，可以实现重建牙颌系统功能，改善容貌。正颌术后常见的并发症包括呼吸道梗阻、恶心呕吐、出血、术后疼痛。处理方法：①术后常规给予止血药物和类固醇激素，可减少渗血，防止血肿形成和组织水肿。②经鼻胃管持续胃肠减压可以有效防止血性分泌物在胃内潴留。③术后短期口内少量血液或血性分泌物是正常现象，如有大量新鲜血液渗出或组织间进行性血肿，则应返回手术室打开伤口止血。轻度渗血则可通过局部加压包扎配合止血药物。④正颌手术后少有患者感觉疼痛，除非同时行取骨术。目前术后患者可应用自控镇痛技术即 PCA 技术。

6. 正颌术后应注意什么？

（1）局部冷敷：术后 24 小时内可以用冰袋冷敷，预防术后水肿、减少术后创口渗血。注意冰袋与皮肤之间需垫敷料以防冻伤。

（2）保持口腔卫生：术后 48 小时开始每日 2 次口腔冲洗，由护士用 3% 过氧化氢和生理盐水交替冲洗。创口基本愈合后应坚持用清水或漱口水清洗口腔。

（3）预防术后感染：术后 1~5 天应常规使用足量抗生素，若患者体温、血象和局部肿胀等情况恢复或趋于正常可停用抗生素。植骨术后感染有时起病缓慢，甚至在术后 2~3 周发生。因此，对植骨手术患者可适当延长抗生素的使用时间，若患者局部伤口红肿热痛，伴体温、血象变化，则表明发生了术后感染，医生应及时调整抗生素种类和剂量，定期换药。有脓肿形成者，需及时切开引流。

（4）术后营养补充：手术当日应禁饮食，营养物质由静脉补充。术后第 1 天由于反应较重，不适感较重，进食不多，或根本无法进食属正常。术后第 2 天可开始进食，以流食为宜，力求多样，如牛奶、果汁、菜汤、肉汤、鱼汤和鸡汤，补充蛋白与盐的同时补充多种维生素和电解质。每次进食 150~200mL，每 2~3 小时进流食一次。出院时宜进食高蛋白、高热量、高维生素食物，采用磨牙后间隙进食方法。

（5）功能训练：术后功能训练主要包括张闭口和咀嚼功能训练。患者宜主动与被动张闭口交替进行，逐渐使张口度恢复正常，饮食从软食、半流食直至普通饮食，并注意双侧咀嚼习惯的养成。

（6）术后复查：一般术后第 4、8、12 周，半年和 1 年复查，必要时可随诊更长时间。

第二节 上颌前突

1. 什么是上颌前突？

上颌前突又称上颌前后向发育过度，俗称"龅牙""天包地"，是东方人常见的一种牙颌面畸形,以我国南方地区尤甚。这类颌骨畸形一般无明显的咀嚼、言语等功能影响,但影响外观,患者往往以要求改善容貌为主诉就诊。

2. 上颌前突是什么原因造成的?

上颌前突的病因与遗传和环境等因素有关。颅面形态是由遗传基因决定的,临床上常可见这类患者往往有明显的家族遗传倾向。鼻咽部疾病,如腺样体肥大导致的张口呼吸等的长期作用,也可导致上颌前突的发生。一些不良习惯,如吮指、咬笔帽和咬下唇等长期作用,也可导致上颌前突的发生。

3. 上颌前突有哪些表现?

上颌前牙及上唇前突,呈凸面型。开唇露齿,自然状态下上下唇不能自然闭拢,微笑时牙龈暴露过多。上颌前突常伴有颏后缩(俗称"小下巴"),上下唇闭合时颏部皮肤紧致。上下颌前牙往往向唇侧倾斜,其切缘在水平及垂直方向上的距离大。

4. 上颌前突如何治疗?

(1)早期去除病因:尽早去除病因,纠正各种不良的口腔习惯。针对性地治疗鼻咽部疾病,摘除肥大的腺样体,纠正张口呼吸极为重要。

(2)发育阶段可采用正畸治疗:处于生长发育阶段的患者可采用正畸治疗,正畸矫治的原则是远中移动上颌或者抑制上颌向前生长。在临床上为改善患者的侧貌外形,减少上颌的突度,一般还需采取拔牙的方法。

(3)成人的上颌前突一般采用正畸正颌联合治疗(图10-2-1,图10-2-2)。

1)术前正畸:双侧第一前磨牙根据情况可留存于手术中拔除,以获得上颌骨前部后退间隙。若牙列拥挤或者牙轴需要适当舌倾,则可先拔除上颌第

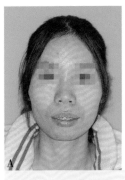
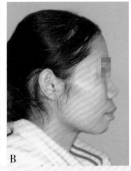
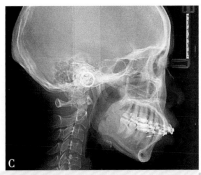

图 10-2-1　上颌前突,正颌手术前
A. 正面像　B. 侧面像　C. 头颅侧位定位片

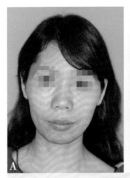
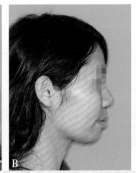
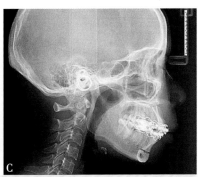

图 10-2-2　上颌前突,正颌手术后
A. 正面像　B. 侧面像　C. 头颅侧位定位片

一前磨牙,利用部分间隙排齐牙列或调整牙轴。

2) 模型或数字化外科设计及模拟:采用传统模型外科或数字化外科的方法,明确骨切开部位、截骨量及骨块移动距离,设计手术方案最终以定位拾板的形式输出,以供术中使用。

3) 正颌外科手术:上颌骨前部骨切开术和上颌 Le Fort Ⅰ型骨切开术是上颌前突畸形常用的术式,应根据患者的具体情况进行选择。同时伴有颏后缩的患者应配合颏成形术,双颌前突的患者还应同时行下颌骨手术。

4) 术后正畸:一般在术后 4~5 周即可开始术后正畸。主要内容包括排齐牙列,关闭牙间隙,进一步协调牙弓和建立稳定的咬合关系。

第三节　上　颌　后　缩

1. 什么是上颌后缩? 是什么原因造成的?

上颌后缩又称上颌前后向发育不足,俗称"锅底形脸""地包天",严重影响口腔功能和容貌美观。上颌后缩的病因包括原发性和继发性两方面因素,某些颅面发育异常综合征,如 Apert 综合征或 Crouzon 综合征等可伴有严重的上颌发育不足。替牙或萌牙障碍中的乳磨牙早失、后牙前移,上颌前牙先天缺失或侧切牙腭侧异位,唇腭裂患者在幼儿期接受唇腭裂手术后的瘢痕影响,均可能导致上颌后缩。

2. 上颌后缩有哪些表现?

上颌后缩表现为面中部凹陷,鼻旁及眶下区塌陷,上唇后缩,下唇紧闭,正常唇间隙消失。前牙或全口牙反𬌗,即上颌牙在下颌牙的内侧。患者常伴有唇齿音发音障碍,咀嚼时前牙切割效率低下等特征。

3. 上颌后缩如何治疗?

上颌后缩的治疗以正颌外科手术为主,其治疗目标是获得功能与容貌俱佳的效果。青春发育期,特别是唇腭裂伴上颌发育不足的患者,可在青春期进行正畸干预的同时,配合牵张成骨术,以促进上颌骨的前后向发育。成年后,上颌后缩需行正畸正颌联合治疗(图 10-3-1,图 10-3-2),其具体程序如下:

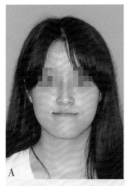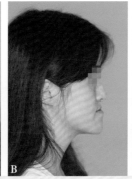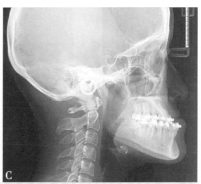

图 10-3-1　上颌后缩,正颌手术前
A. 正面像　B. 侧面像　C. 头颅侧位定位片

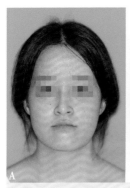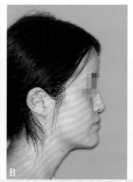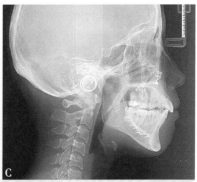

图 10-3-2　上颌后缩,正颌手术后
A. 正面像　B. 侧面像　C. 头颅侧位定位片

（1）术前正畸：上颌后缩患者多存在上颌前牙唇倾和下颌前牙舌倾的牙代偿，术前正畸需去除牙代偿、排齐牙列，协调上下颌牙弓宽度。必要时还需要辅助外科扩弓，以获得上下颌牙弓宽度的协调。

（2）模型或数字化外科设计及模拟：采用传统模型外科或数字化外科的方法，明确骨切开部位、截骨量及骨块移动距离，设计方案最终以定位殆板的形式输出，以供手术中使用。

（3）正颌外科手术：一般选择上颌 Le Fort Ⅰ型骨切开术前徙上颌至正常

位置进行矫治。唇腭裂术后继发上颌后缩的患者,必要时应该结合下颌支矢状骨劈开术后退下颌,以减少对腭咽闭合的影响。还可以根据情况选择上颌骨牵张成骨术。对于上颌后缩合并下颌前突的患者,需要采用双颌手术的方式进行矫治。

(4) 术后正畸:一般在术后 4~5 周即可开始正畸。其主要目的是:排齐牙列,关闭牙间隙,进一步协调牙弓,建立尖窝交错的稳定的咬合关系,防止术后复发。

第四节　下 颌 前 突

1. 什么是下颌前突?是什么原因造成的?

下颌前突又称下颌发育过度,俗称"地包天""兜齿"和"鞋拔子脸"等,是最常见的牙颌面畸形之一。下颌前突的病因与遗传和环境等因素有关,其中遗传因素可能占主导地位,临床上常见这类患者有明显的家族史。不良习惯,如不正确的哺乳姿势、咬上唇或下颌前伸等,可能导致下颌前突。替牙期的局部障碍,如乳牙滞留或早失、上颌乳磨牙早失、乳尖牙磨耗不足或上颌恒切牙先天缺失,也是下颌前突的病因之一。此外,腭扁桃体或舌扁桃体的慢性炎症、佝偻病、内分泌疾病、唇腭裂以及下颌骨的创伤,均可引起下颌骨前突畸形。

2. 下颌前突有哪些表现?

下颌前突表现为面下 1/3 向前突出,下唇位置明显靠前,侧貌呈凹面型。多伴有颏部前突,虽部分患者颏部突度基本正常,但颏唇沟变浅或消失。前牙反𬌗或对刃,即上颌前牙位于下颌前牙的后面或上、下颌前牙切缘相对。患者的咀嚼效率低,可伴有颞下颌关节紊乱,即张闭口时耳前区有响声,甚至张口时耳前区疼痛。部分患者可出现闭口不全、影响发音等症状。

3. 下颌前突如何治疗?

对于下颌前突的患者,应采用正畸正颌联合治疗的方式进行矫治。如仅进行掩饰性的正畸治疗,往往使上颌前牙过度唇倾,下颌前牙过度舌倾,既不能获得良好的咬合关系,也不能改善面形,甚至还会导致前牙区的牙周问题(前牙松动、脱落)或颞下颌关节问题。因此,只有采用正畸正颌联合治疗的方式进行矫治,才能获得功能与面形俱佳的矫治效果。下颌前突采用正畸正颌联合治疗(图 10-1-10,图 10-4-1)的具体程序如下:

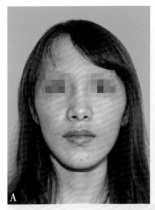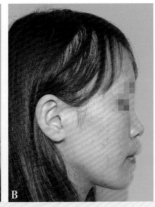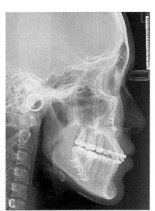

图 10-4-1 下颌前突,正颌手术后
A.正面像 B.侧面像 C.头颅侧位定位片

(1)术前正畸:下颌前突患者前牙多会发生代偿性倾斜,表现为上颌前牙唇倾、下颌前牙舌倾。术前正畸的目的之一就是去除牙代偿,恢复上下颌牙牙轴的正常倾度。这部分工作完成后,由于牙倾度的恢复,患者前牙的反𬌗,即下颌前突会越发明显。在术前正畸的过程中,还需要注意上下颌牙弓的匹配问题,必要时可扩弓来保证术后上下颌牙弓宽度的协调和稳定。

(2) 模型或数字化外科设计及模拟:采用传统模型外科或数字化外科的方法,明确骨切开部位、截骨量及骨块移动距离,设计手术方案最终以定位殆板的形式输出,以供术中使用。在设计时应该控制下颌骨后退的距离,最好不要超过 10mm,以免影响发音、咀嚼和呼吸,必要时需要配合上颌前徙术。

(3) 正颌外科手术:目前对于下颌前突主要的手术方法有下颌支矢状骨劈开术和下颌支垂直/斜行骨切开术,一般均采用口内切口入路。这两种方法各有优缺点,具体需要根据不同的畸形类型、患者的耐受情况以及医生的操作习惯等进行选择。对于颏部并不前突的下颌前突患者,在下颌整体后退后可能出现颏部后缩的情况,这时需要同期行颏成形术才能获得良好的面容。

(4) 术后正畸:下颌支垂直/斜行骨切开术术后需要行 6~8 周的颌间牵引固定,牵引结束后进行张口训练,待张口度基本恢复后即可开始术后正畸。下颌支矢状骨劈开术一般仅需要 1~2 周的颌间牵引,因此术后 5~6 周即可开始术后正畸。术后正畸的目的是排齐牙列,关闭牙间隙,进一步协调牙弓,建立尖窝交错的稳定的咬合关系,防止术后复发。必要时还需要辅助前牙的牵引或头帽颏兜,以防止畸形复发。

第五节　小下颌畸形

1. 什么是小下颌畸形?

下颌后缩又称下颌发育不足,如果患者同时存在下颌体、下颌支和颏部的严重发育不足,则称为小下颌畸形,俗称"鸟嘴畸形"。下颌后缩是一种常见的牙颌面畸形,发病率高达 10%,其中有 5% 需要正畸正颌联合治疗。在我国发病率虽然没有这么高,但近年来随着空气污染的加重,儿童腺样体肥大发病率增高,张口呼吸情况加重,下颌后缩的发病率也呈上升趋势。

2. 小下颌畸形是什么原因造成的?

小下颌畸形的病因与遗传和环境因素有关,有明显的遗传倾向,有些颅面发育不全综合征(如 Treacher Collins 综合征等)就存在严重的下颌发育不足。除遗传因素外,出生时的产伤、生长发育期髁突损伤、颞下颌关节强直或风湿性疾病关节受累都会引起成年后的小下颌畸形。最近研究发现,腺样体肥大导致的张口呼吸与小下颌畸形的发生也有密切的关系。

3. 小下颌畸形有哪些表现?

下颌后缩表现为面下 1/3 后缩,垂直高度不足,侧貌呈凸面型,颏部后缩。严重者上唇过短,下唇向外、向下翻转,可位于上颌切牙下方。上颌前牙位于下颌前牙前面,且两者间距离过大。小下颌畸形患者因下颌后缩,所以显得上颌骨特别前突,而其颏部突度严重不足,颏部皮肤紧张,颏下软组织隆起,形成典型的"鸟嘴面型"。严重的小下颌畸形通常伴有颞下颌关节紊乱症状,甚至伴有阻塞性睡眠呼吸暂停综合征,具体表现为打鼾、睡眠时呼吸暂停、日间嗜睡,严重者还会合并心脑血管疾病,甚至发生猝死。

4. 小下颌畸形如何治疗?

这类患者因下颌骨发育不足,通常存在牙列拥挤、咬合紊乱的问题,常规的正畸治疗不能解决其根本问题,需要正畸正颌联合治疗的方式进行矫治(图 10-5-1,图 10-5-2),其具体程序如下:

(1) 术前正畸:这类患者多存在上颌牙弓狭窄、下牙列拥挤、下颌前牙唇

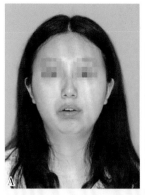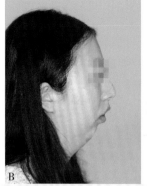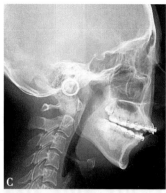

图 10-5-1 下颌后缩,正颌手术前
A. 正面像 B. 侧面像 C. 头颅侧位定位片

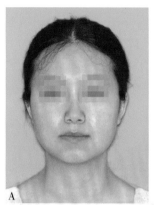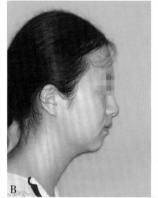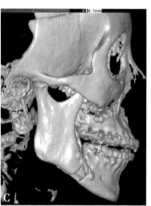

图 10-5-2 下颌后缩,正颌手术后
A. 正面像 B. 侧面像 C. CBCT 模拟头颅侧面观

倾等问题,在术前正畸过程中应该去除这些问题,包括上颌扩弓、排齐牙列等。在排齐牙列的过程中,正畸科医生需要计算下颌是否需要拔牙以获得排齐牙列的间隙,必要时还需要辅助外科扩弓。

(2)模型或数字化外科设计及模拟:采用传统模型外科或数字化外科的方法,明确骨切开部位、截骨量及骨块移动距离,设计手术方案最终以定位殆板的形式输出,以供术中使用。在设计时需要考虑下颌前徙的距离,不能过大,否则术后会因口底肌肉的牵拉作用,极易复发。如果单纯下颌前徙距离过大,可考虑同时行上颌后退手术。

(3) 正颌外科手术:下颌后缩的主要术式是下颌支矢状骨劈开前徙术,对于颏部发育不足的患者可同时行颏成形术,前徙颏部以获得良好的面形。对于严重的小下颌畸形,可以采用牵张成骨的方法进行矫治。

(4) 术后正畸:为防止复发,需对抗口底肌肉的牵拉作用,患者术后一般会进行较长时间的颌间牵引。一般正颌手术后 4~5 周即可开始正畸。术后正畸的目的是排挤牙列,调整中线,关闭牙间隙,进一步协调牙弓,建立尖窝交错的稳定的咬合关系,防止术后复发。

第六节　双 颌 畸 形

1. 什么是双颌畸形?

双颌畸形是指同时存在于上、下颌骨的牙颌面畸形,有些患者还伴有面中份和颧骨的畸形。在面部的生长发育过程中,颌骨的生长往往是上、下颌相互影响、相互牵制的,因此许多牙颌面畸形患者常常是上下颌同时存在问题。双颌畸形患者的面形及咬合功能的异常比单颌畸形的患者更加严重,一般需要上下颌同时进行正颌外科手术。

2. 常见的双颌畸形有哪些类型?

常见的双颌畸形包括:下颌前突伴上颌发育不足、上颌前突伴下颌发育不足、双颌前突和偏颌畸形。下颌前突伴上颌发育不足是临床上最常见的一种双颌畸形。上颌前突伴下颌发育不足常与张口呼吸有关,近年来发病率有所上升。双颌前突是由于上、下颌骨前部牙槽突发育过度引起,一般不伴有咬合功能的问题。这三类双颌畸形的矫治均需要正畸正颌联合治疗,在术前正畸完成后,一般采用先上颌后下颌的手术顺序进行,除设计与单颌畸形有所区别外,手术的具体操作与上颌或下颌单颌畸形的手术操作一致。

3. 什么是偏颌畸形?

偏颌畸形是双颌畸形中较为特殊的一种,是临床上最常见的颌面部不对称畸形,偏颌畸形可发生于儿童时期,并在青春发育期愈发明显。正畸正颌联合治疗是唯一有效的治疗手段。

4. 偏颌畸形是什么原因造成的?

偏颌畸形的病因目前尚不明确,遗传、内分泌变化、局部血供或营养异常、单侧咀嚼、创伤等先天或者后天因素,均可能影响髁突或者下颌骨体部的协调生长,造成两侧髁突颈部或下颌体部的长度不一致,导致偏颌畸形。

5. 偏颌畸形有哪些表现?

偏颌畸形主要由患侧的髁突颈部发育多度所致,表现为面下 1/3 不对称,颏部中线偏向健侧。上下颌牙中线不齐,下颌中线偏向健侧,咬合关系错乱。粭平面多不水平,一般呈健侧高、患侧低。侧貌基本正常或轻度下颌前突,前牙反粭。

6. 偏颌畸形如何治疗?

正畸正颌联合治疗是矫治偏颌畸形唯一有效的方法(图 10-6-1,图 10-6-2),

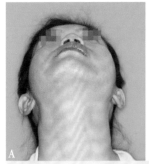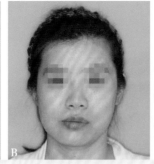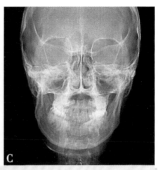

图 10-6-1　偏颌畸形,正颌手术前
A.正面像　B.侧面像　C.头颅正位片

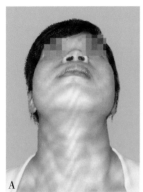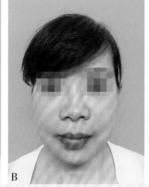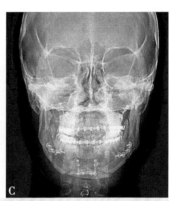

图 10-6-2　偏颌畸形,正颌手术后
A.正面像　B.侧面像　C.头颅正位片

具体程序如下:

(1) 术前正畸:生长发育过程中,为了提高咀嚼效率,偏颌畸形患者的上下颌牙多发生倾斜以适应偏斜的下颌骨,在术前正畸过程中应该去除牙代偿、排齐牙列等。在排齐牙列的末期,会因为代偿的去除使畸形更加明显,但这恰恰为手术后获得良好稳定的咬合关系创造了条件。

(2) 模型或数字化外科设计及模拟:采用传统模型外科或数字化外科的方法,明确骨切开部位、截骨量及骨块移动距离,设计手术方案,最终以定位殆板的形式输出,以供术中使用。

（3）正颌外科手术：单纯的下颌骨偏斜患者可只行下颌骨手术，下颌支矢状骨劈开术和下颌支垂直/斜行骨切开术均可，通过左右旋转并后退下颌骨体部来矫治下颌的偏斜和前突。对于有明显𬌗平面偏斜的患者，则应采取上、下颌双颌手术进行矫治，先行上颌 Le Fort Ⅰ型骨切开术摆平上颌𬌗平面，再选择下颌支矢状骨劈开术或下颌支垂直/斜行骨切开术旋转下颌骨，达到矫治偏颌畸形的目的。

（4）术后正畸：一般正颌手术后 4~5 周即可开始术后正畸。术后正畸的目的是排齐牙列，调整中线，关闭牙间隙，建立尖窝交错的稳定的咬合关系，防止术后复发。

第七节　颏部畸形

1. 什么是颏部畸形？

颏部畸形俗称"下巴畸形"。颏部是面下 1/3 的突出部位，是面部重要的美学参考，鼻唇颏的协调关系是侧貌美学的主要考量。颏部的形态对面部的整体外观有着决定性的影响，其长与短、翘与缩既影响五官比例的和谐，又决定了面部轮廓的曲线美，对整个脸部美观和个人气质有着至关重要的影响。

2. 颏部畸形是什么原因造成的？

颏部畸形的病因与遗传和环境因素有关，有明显的遗传倾向。颏部畸形往往与其他牙颌面畸形伴发，创伤、不良习惯和张口呼吸等均可能导致颏部畸形。

3. 颏部畸形有哪些表现？

颏部畸形根据颏部形态可分为颏部发育不足、颏部发育过度和颏部偏斜畸形。颏部发育不足表现为颏部后缩,可伴有颏部垂直高度不足,侧貌呈凸面型,颏部位于鼻尖点与下唇中点连线的后方。颏部发育过度表现为颏部向前突出,颏部中点位置明显靠前,侧貌呈凹面型,颏部位于鼻尖点与下唇中点连线的前方。颏部偏斜畸形即颏部的中线与面中线不一致。

4. 颏部畸形如何治疗？

颏部畸形的治疗方法很多,例如颏成形术、透明质酸注射和假体植入术等。

颏成形术是通过口内切口暴露颏部,切开颏部骨块,然后按照个性化设计,修改、调整并固定骨块,以达到改变颏部形态的口腔颌面整形外科手术。可用于矫正颏部发育过度、发育不良以及颏部偏斜等,涉及颏部前后、上下及左右等三维方向异常的多种颏部畸形。颏成形术在术后骨质完全愈合后可选择将固定用的钛板拆除,基本看不出手术痕迹,是目前矫治各种颏部畸形的最佳方式(图10-7-1)。

透明质酸注射仅对颏部发育不足有一定的效果,但效果有限,而且需定期注射才能维持。

颏部假体植入在局部麻醉下即可进行,具有手术创伤小,术后疼痛、肿胀不明显,效果立竿见影等优点。但这种方式因人工植入材料的限制,仅适用于轻中度的颏部发育不足患者,且不能增加颏部垂直方向长度,否则将导致颏部下缘呈台阶状畸形而影响美观。因植入材料对颏部骨质的压迫等原因,颏部正常骨质吸收也是假体隆颏术的常见并发症。此外,假体植入还存在假体断裂、脱位、老化,假体异物排斥反应,局部疼痛,下唇感觉异常,感染等并发症。

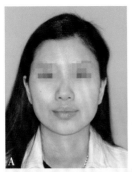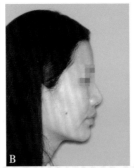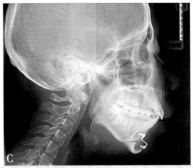

图 10-7-1　颏部发育不足, 正颌手术后
A. 正面像　B. 侧面像　C. 头颅侧位定位片

特别是膨体材料, 一旦植入后由于其材料与机体组织融为一体, 若想要再取出, 是非常困难的。

第八节　下颌角肥大

1. 什么是下颌角肥大?

　　下颌角肥大是指下颌角向下方及侧方发育过度, 多伴有咬肌肥大, 下颌后部与双侧耳下区过宽, 使面部长宽比例失调。下颌角肥大对人体功能无明显影响, 大多数患者要求手术的原因纯粹是为了追求面容美观。

2. 下颌角肥大是什么原因造成的?

　　下颌角肥大的病因与遗传和环境因素有关。有研究认为咬肌良性肥大很可能是先天性的, 由遗传因素决定, 由于下颌角肥大而引起肌肉"畸形"。而大部分"方形脸"或下颌角区域的增大变厚诊断为下颌角肥大更为合理。另外一种病因理论是工作性肥大，即咬肌的过度使用，如习惯性咬牙、偏侧咀嚼等刺激了咬肌的发育，而肥大咬肌的异常张力导致了下颌骨骨质的增生和突出。

3. 下颌角肥大有哪些表现？

下颌角肥大主要表现为特定的方形面容或过宽的"国字脸"、下颌角骨质膨大增生及咬肌肥大。根据下颌角的形态可以将下颌角肥大分为三种类型：下颌角后突型、下颌角外翻型和下颌角后突外翻型。对东方人而言，下颌角骨质的肥大突出是主要原因，包括下颌角过于后突、外翻或者两者兼而有之。

4. 下颌角肥大如何治疗？

下颌角成形术是矫治下颌角肥大的主要方法，手术方法较多，但主要分为下颌角截骨术和下颌角区骨外板截骨术两大类。这两类手术都是经口内入路完成，避免在面部留有瘢痕。

（1）下颌角截骨术：适用于下颌角发育过度或不伴有咬肌肥大的下颌角肥大患者。通过切除下颌角过于突出的部分，达到缩窄或改善下颌角区域面部宽度与外形的目的。目前流行的下颌角 V-line 截骨术是一种下颌角截骨术的改良术式，即将突出的下颌角连同至颏部的下颌骨下缘一并切除，以达到改善整个下颌骨下方宽度和外形的目的。

（2）下颌角区骨外板截骨术：部分患者并没有明显的下颌角发育过度，只是下颌骨后份过宽或下颌角向侧方外展。如果对这类患者行下颌角截骨术，不仅会破坏其下颌角自然的侧方弧度，也达不到其缩窄面下部宽度的诉求。对于这类患者，应该选择下颌角区骨外板截骨术，将其下颌角部的，包块下颌支下部与角前部下颌体的颊侧皮质骨板去除，以达到减小面下份宽度的矫治目的（图 10-1-9，图 10-8-1）。

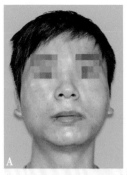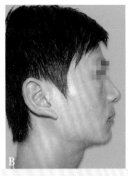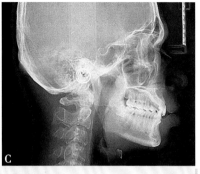

图 10-8-1　下颌角肥大，正颌手术后
A. 正面像　B. 侧面像　C. 头颅侧位定位片

第九节　骨 性 开 殆

1. 什么是骨性开殆？

　　牙齿咬不上属于骨性开殆畸形。骨性开殆主要是由于上颌骨垂直向发育过度，上颌后牙区的牙槽高度增加，使上下颌后牙区早接触，下颌沿顺时针方向旋转所致。骨性开殆常与上颌前突并存，并伴有下颌骨发育畸形，特别是颏后缩畸形。

2. 骨性开殆是什么原因造成的？

　　骨性开殆多为遗传因素所致的上颌骨垂直向发育过度。某些口腔不良习惯，如吮指、口呼吸和咬笔帽等长期作用，会导致牙源性开殆。但随着年龄的增长和不良习惯的纠正，大多数牙源性开殆会在青春期自行消失，极少数会进一步发展为骨性开殆。

3. 骨性开𬌗有哪些表现？

骨性开𬌗的临床表现多样，主要为面下 1/3 过长，鼻翼基底较窄，鼻唇角过钝。此外，还有开唇露齿，上颌切牙牙冠暴露过多，微笑露龈，上下颌不能自然闭合。骨性开𬌗多伴有下颌和颏后缩。

4. 骨性开𬌗如何治疗？

对于骨性开𬌗，很难采用单纯的正畸治疗进行矫治，即使强行关闭前牙开𬌗，也会使上颌唇齿关系变得更差，面形无法得到改善，而且极易复发。因此，骨性开𬌗需采用正畸正颌联合治疗（图 10-9-1，图 10-9-2），具体程序如下：

（1）术前正畸：术前正畸的目的包括去除牙代偿、排齐牙列等。在排齐牙列的末期，会因为代偿的去除使开𬌗更加明显，但这会为决定骨块移动量和手术后获得良好稳定的效果创造条件。

（2）模型或数字化外科设计及模拟：正常人在松弛状态下，上颌切牙暴露在上唇下 2mm 处。设计时需根据上唇与上颌切牙的距离关系来决定上颌骨上移的量。采用传统模型外科或数字化外科的方法，明确骨切开部位、截骨量

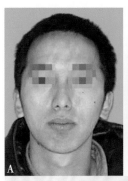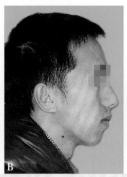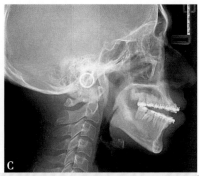

图 10-9-1　骨性开𬌗，正颌手术前
A.正面像　B.侧面像　C.头颅侧位定位片

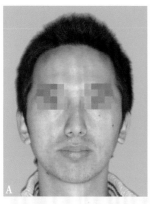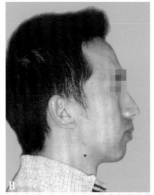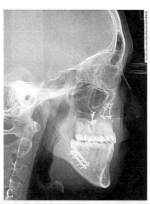

图 10-9-2 骨性开𬌗,正颌手术后
A.正面像 B.侧面像 C.头颅侧位定位片

及骨块移动距离,设计手术方案最终以定位𬌗板的形式输出,以供术中使用。

(3)正颌外科手术:根据骨性开𬌗的严重程度,选择不同的正颌术式。对于某些不太严重的开𬌗患者,可选择上颌 Le Fort Ⅰ型骨切开术使上颌整体向上移动。对于一些前牙开𬌗严重的患者,可行上颌 Le Fort Ⅰ型分块骨切开术。骨性开𬌗并伴有下颌发育不足及颏后缩畸形的患者,需要双颌手术矫治。

(4)术后正畸:一般正颌手术后 4~5 周即可开始正畸。术后正畸的目的是排齐牙列,关闭牙间隙,建立尖窝交错的稳定的咬合关系。因咀嚼肌群的作用,骨性开𬌗患者术后有明显的复发趋势,术后还需坚持颌间牵引,以防止或减少复发。

第十节 颌骨发育不对称和继发颌骨畸形

1. 什么是颌骨发育不对称和继发颌骨畸形?

临床上,一侧下颌比另一侧下颌小称为颌骨发育不对称,也称单侧小下颌畸形。先天性或发育性单侧髁突发育不全引起的单侧小下颌畸形并不多见，其病因目前也不清楚。由于创伤、炎症及肿瘤等因素破坏单侧颞下颌关节生长区所产生的继发性颌骨畸形，称为继发颌骨畸形。

2. 颌骨发育不对称和继发颌骨畸形有哪些表现？

（1）面部特征和牙颌的关系：面下 1/3 不对称，正面观患侧较健侧短小，𬌗平面偏斜，颏部偏向患侧。咬合关系紊乱，下颌中切牙及颏中线偏向患侧，患侧前牙可能为深覆𬌗、超覆盖，后牙常为安氏Ⅱ类关系。继发性单侧小下颌畸形可追溯到影响患侧颞下颌关节生长发育炎症、创伤及手术等病史，临床上面下 1/3 不对称畸形更为严重，颏部短小并偏向患侧，侧面观呈小颏畸形。咬合关系紊乱，下牙弓变小，下颌牙拥挤，与上颌牙形成深覆𬌗、深覆盖关系。张口型偏向患侧。

（2）影像学检查：患侧髁突与下颌支较健侧短小，下颌体长度不足，患侧可能出现明显的角前切迹。继发性单侧小下颌畸形由于曾经历过高、中或低位颞下颌关节成形术，可见患侧髁突及升支有缺损等解剖结构破坏的征象。

3. 继发性单侧小下颌畸形如何治疗？

继发性单侧小下颌畸形治疗过程相对复杂，应根据每位患者不同的骨缺损情况和畸形程度采用不同的手术方法（图 10-10-1，图 10-10-2）。现将不同畸形程度对应的手术方法归纳如下：

（1）Le Fort Ⅰ型骨切开术：继发性单侧小下颌畸形往往伴有严重的𬌗平面偏斜，应采用 Le Fort Ⅰ型手术予以矫正。部分患者上颌前突或由于小下颌畸形使上颌相对前突，也可采用 Le Fort Ⅰ型骨切开术整体后退上颌骨予以矫正。

（2）下颌骨手术：下牙弓无明显窄小或经过术前正畸扩弓、模型外科手术

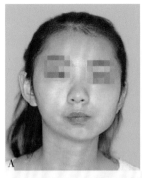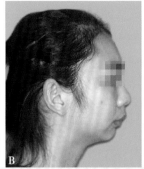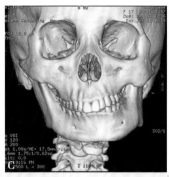

图 10-10-1 单侧小下颌畸形,正颌手术前
A. 正面像 B. 侧面像 C. CBCT 模拟头颅正面观

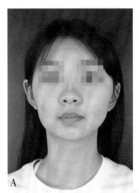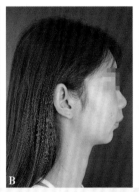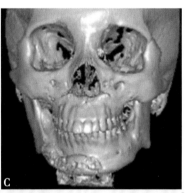

图 10-10-2 单侧小下颌畸形,正颌手术后
A. 正面像 B. 侧面像 C. CBCT 模拟头颅正面观

显示上下颌牙弓基本协调者,可采用下颌支矢状劈开术,旋转和前徙患侧下颌骨,使其与上颌骨恢复正常的咬合和中线关系。如患侧下颌体长度明显不足及下颌牙弓明显窄小,可在患侧下颌体部行牵张成骨或于下颌支行倒"L"形骨切开术后植骨,以扩大下颌牙弓并与上颌骨恢复正常的咬合和中线关系。

(3) 下颌升支与下颌角成形术:伴有患侧升支部分缺损、下颌角升高时,可通过自体骨移植术修复。一般采用肋骨移植修复下颌支和髁突,髂骨移植修复下颌角,以恢复颜面部的对称性。

（4）颏成形术：通过上述各种手术后，如颏部仍有偏斜，可采用颏成形术予以矫正。继发性单侧小下颌畸形往往存在较严重的小颏畸形，颏成形术更主要用于前突颏部和增加颏部高度。

（李祖兵　杨学文　万启龙）

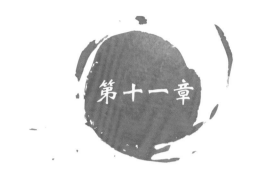

第十一章

颌骨缺损整形修复

第一节 上颌骨缺损的整形修复

上颌骨是面中份骨性支架的"中流砥柱",左右成对,对维持面部轮廓十分重要,还与咀嚼、言语、吞咽和呼吸等重要生理功能密切相关。因此,一旦上颌骨发生缺损,对患者的面容及功能影响特别明显,对其心理、生活以及社交活动均有重大影响。上颌骨的结构复杂,形态特殊,上颌骨内存在对称的两个空腔,即上颌窦,其下方的牙槽突呈半弧状突起,是容纳牙根的部位。同时,上颌骨也是口腔、鼻腔和眼眶的重要组成部分(图 11-1-1)。

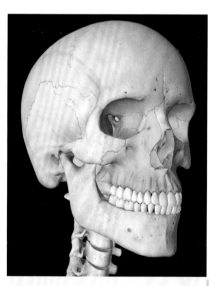

图 11-1-1 正常上颌骨的位置和外形(绿色区域示)

哪些原因会造成上颌骨缺损？

上颌骨缺损指因肿瘤、创伤、感染等后天性因素以及各种先天性疾病造成的上颌骨结构完整性的破坏。

临床上最多见的是肿瘤，通常在施行肿瘤手术过程中，需要同时将上颌骨部分或者全部切除，因而可造成上颌骨不同程度的缺损。有时候还会根据肿瘤侵犯情况的不同，将上颌骨连同邻近受侵犯的颅面骨一并切除（扩大切除），造成上颌骨缺损并伴有相邻骨的缺损。

现代社会，各种交通事故伤、火器伤和高空坠伤等导致的创伤性上颌骨缺损亦非常多见。因致伤原因、创伤类型的不同，可同时合并软硬组织（骨和牙齿）缺损。

先天性疾病包括先天性齿槽裂、先天性腭裂继发畸形（部分患者伴有严重的面中份凹陷）以及各种颅面骨畸形综合征等，会造成不同程度的上颌骨缺损。

2. 为什么上颌骨缺损要及时修复？

颌骨形态在容貌美学上具有重要的作用。上颌骨和下颌骨是构成颌面部的主要骨性支架，连同颌骨上的牙齿、牙弓形状及其与颅面骨包括顶骨、额骨、颞骨、颧骨和鼻骨相互的关系，共同构成颌面部轮廓和面形特征。

上颌骨缺损，特别是伴有邻近的软硬组织、器官缺损时，不仅严重影响患者外貌，而且直接导致患者的言语、咀嚼、吞咽、吸吮、呼吸等生理功能障碍，主要表现有面中 1/3 凹陷、进食鼻腔返流、言语不清、无法咀嚼和吞咽困难等，严重影响患者的生活质量，并给患者带来巨大的心理负担。正因如此，上颌骨缺损需要及时修复，对于恢复患者容貌和生理功能均具有极其重要的意义。

3. 如何修复上颌骨缺损?

要搞清楚如何修复上颌骨缺损,必须先了解缺损修复的目标是什么。上颌骨缺损修复的理想目标是最大程度重建或恢复上颌骨的结构和功能,同时尽可能减少治疗的并发症。

(1) 赝复体治疗:由于上颌骨及相邻组织器官的特殊解剖形态及组织结构,特别是上颌骨及毗邻器官联合缺损,如同时伴有眼球缺损、眼眶缺损、鼻缺损、复杂颌骨缺损等,均难以采用外科手术的方法通过自身组织转移进行修复,因而早期的上颌骨缺损主要还是依赖人工材料的赝复体进行修复。

赝复体通俗易懂的解释就是利用人工材料制作颌骨、眼睛、鼻子等修复颌面部的缺损,不仅能恢复咀嚼、言语、吞咽等功能,还能恢复正常的容貌(图11-1-2)。

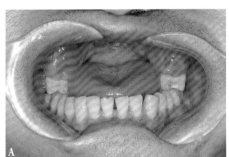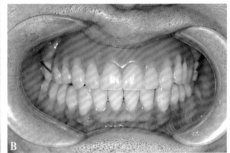

图 11-1-2 上颌骨缺损赝复体修复
A. 上颌骨前份缺损伴多颗前牙缺失 B. 应用赝复体修复后的效果

传统赝复体具有损伤小、美观、可摘戴、便于观察肿瘤复发等优点,但其缺点是:①封闭不理想,固位差,可产生微小漏气和松动,影响术后咀嚼和吞咽功能;②人工材料赝复体配戴后易引起患者不适和周围黏膜损伤、黏膜炎等;③牙列缺损较多或者双侧上颌骨缺损固位困难的患者,无法选择传统赝复体。近年来随着计算机辅助设计和制作系统(CAD/CAM)、快速成形技术(3D

打印)以及骨种植体的应用日益增多,市场上出现了各种新型赝复体,不仅大大提高了赝复体三维结构的精确度,克服了部分传统赝复体无法解决的固位难题,也使赝复体的稳定性更好(图 11-1-3)。

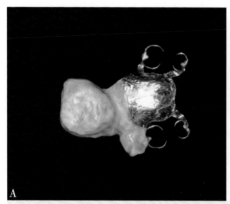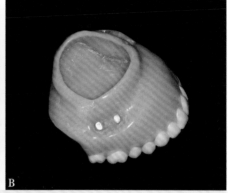

图 11-1-3　新一代上颌骨缺损赝复体
A. 应用 CAD/CAM 技术制作　B. 应用磁性附着体加强固位

　　赝复体修复适合的情况:①各种原因造成的上颌骨缺损;②各种原因造成的上颌骨与面颊部、眶、眼、鼻的联合缺损;③部分因全身状况差无法耐受手术、手术修复治疗失败或因其他方面的原因无法接受手术修复的患者。

　　赝复体修复不适合的情况:①肿瘤切除术后复发或者手术创面尚未愈合的患者;②对修复材料过敏或无法满足修复要求者;③患有系统性疾病、无法承受治疗或者不能与医护合作者。

　　(2) 手术治疗:手术治疗是上颌骨缺损修复的另一种主要方法。手术修复上颌骨缺损经历了多个阶段,从传统的带蒂组织瓣移植、自体骨移植,发展到现今的游离复合组织瓣转移修复、数字化外科导航技术精准修复等。

　　游离复合组织瓣、数字化外科结合牙种植技术作为当今手术重建上颌骨缺损的主要手段,应用日益增多。其最大的优点在于克服了赝复体固位不足等问题,部分患者术后功能恢复优于赝复体。临床研究表明,根据患者的缺损情况,精心选择与之相适应的皮瓣和修复方法,可以达到令人满意的修复效果。而且,随着影像学技术(如 CT、MRI 等)以及内镜技术的发展,人们已经逐渐消除了过去认为用自体组织进行上颌骨缺损修复重建,会妨碍肿瘤术后复发检查的顾虑。

目前,比较公认的采用游离组织瓣进行上颌骨重建的适应证有:①年轻患者,早期肿瘤或者根治机会较大的肿瘤,可考虑手术修复;②同时合并较大邻近软组织(黏膜、皮肤、肌肉等)缺损的患者,可采用组织量较多的(骨)肌皮瓣一并修复;③缺损范围大,赝复治疗有困难者。

需要指出的是,尽管上颌骨缺损修复领域进展迅速,但客观来看,现阶段无论采用赝复体修复还是手术方法修复,都难以满足各种上颌骨缺损理想修复的要求。目前国内外学者对于不同类型、不同复杂程度的上颌骨缺损,究竟是采取赝复治疗还是外科手术重建,具体手术是选择简单方案还是复杂方法,例如复合骨瓣和软组织瓣的具体选择,这些问题尚未完全达成共识,而专业倾向以及术者习惯仍在具体方案的选择中起较大作用。因此,建议患者选择正规口腔专科医院或专科条件较好的大型医院,手术前与相关学科包括头颈外科、整形外科、口腔修复科、影像科,以及计算机、生物医学工程等交叉专业的通力协作,在全面准确评估的基础上,制订出一套相对合理的个体化治疗方案。

4. 修复上颌骨缺损的最佳时机是什么时候?

从恢复结构和功能的角度考虑,上颌骨缺损的修复当然是越快越好。临床上,对于良性肿瘤、创伤、感染或者先天性疾病造成的上颌骨缺损,尽量采取一期(即刻)修复。对于恶性肿瘤术后的缺损,传统做法是暂时封闭创面,待以后确认肿瘤无复发时,再行二期(延期)修复,也可在术后选择赝复体修复。近年来,随着显微外科技术的推广以及新材料的应用,在一些条件较好的口腔颌面外科或整形外科,开展肿瘤切除术后缺损的同期修复已经成为新常态。

5. 临床常用的赝复治疗方法有哪些?

上颌骨缺损的赝复治疗有赖于赝复材料的发展。目前临床应用的赝复体修复有传统赝复体(如天然乳胶、丙烯酸树脂、聚氨酯和硅橡胶等)、钛及钛合金支架(包括个性化钛支架三维重建)、种植体以及磁性附着体套筒冠等。

硅橡胶具有理化性能稳定、生物相容性好、耐腐蚀性好、抗老化性能佳等优点,是目前应用最为广泛的传统赝复材料。普通硅橡胶的主要缺点是颜色稳定性差、细菌和真菌滋生、撕裂强度较低。近年国内外学者通过对现有的硅橡胶进行改性或改良,在一定程度上提高了其各项性能。

对于缺损较大的患者进行修复,通常会采取软、硬两种材料相结合的中空式结构,即内部采用具有足够强度的支架以保持形态,与组织接触部位则采用软质的硅橡胶材料等制作以缓冲受力。这样设计的好处是,既可使缺损或深倒凹的部位发挥固位作用,又可起到应力缓冲作用。同时,支架作为内部支撑材料,具有一定的强度来保持形态稳定。目前临床上颌骨缺损赝复体的内部支架多选择金属(如钴铬和镍铬合金等)和树脂(如聚甲基丙烯酸甲酯等)两大类材料。近年来,采用钛及钛合金支架作为赝复体内部支架,获得了更理想的临床治疗效果。钛及钛合金支架中空式赝复体不仅轻便小巧,患者舒适度高,而且卡环弹性好,更有利于赝复体的固位,应用前景更好。

对于复杂缺损患者,采取上述传统赝复体制备技术很难对缺损部位进行精确取模,从而影响修复效果,运用 CAD/CAM 技术则可为解决该难题提供新手段。CAD/CAM 口腔赝复系统包括数据采集、CAD 和 CAM 三大部分。通过对缺损组织或蜡型的数据采集,生成数字化模型。CAD 系统提供分析和处理数字化模型的操作平台,协助医生完成赝复体的设计。CAM 系统是在计算机的控制下通过成形设备完成赝复体的精确制作。理论上,采用 CAD/CAM 技术加工骨骼原形,并以此作为骨缺损重建设计的依据,能复制出与患者骨缺损部位几何形态高度吻合的赝复体。随着快速成形技术(3D 打印)的广泛应用以及赝复体制作工艺的不断成熟和完善,CAD/CAM 口腔赝复系统将会获得更加满意的临床修复效果,应用前景将更为广阔。

6. 临床常用的手术修复方法有哪些?

上颌骨缺损的手术修复重建方式可分为开放式、闭合式和特殊类型三种。开放式主要为上颌骨切除后创面游离植皮,缺损用赝复体修复。闭合式主要为游离骨移植、钛网加游离皮瓣修复,或者骨肌瓣串联游离皮瓣修复,同期行种植体植入等。特殊类型主要为上颌骨与邻接骨骼缺损范围较大以及全上颌缺损修复较为复杂的病例,该类病例需要进行个体化设计。

目前上颌骨缺损外科修复最常采用的是自体组织移植,包括带蒂组织瓣和游离组织瓣。大多数上颌骨缺损同时伴有软组织的缺损,小型缺损采用局部软组织瓣结合自体骨移植进行修复重建。较大型缺损常采用带蒂组织瓣(如颊脂垫瓣、颞肌筋膜瓣和胸大肌瓣等)或游离组织瓣(如前臂皮瓣、腹直肌皮瓣、股前外侧皮瓣、髂骨瓣和腓骨瓣等)联合钛网支架修复。半侧或半侧以上的大型缺损需要选择组织量大的游离复合瓣修复,同样可联合钛网支架修复。其中,游离腓骨复合瓣由于易塑形,可多段截骨,并能制备成复合骨肌皮瓣或串联各种游离肌(皮)瓣,已被作为上颌骨功能重建的首选皮瓣。

颌面部骨缺损手术修复的理想目标,是最大程度重建颌面骨的连续性及生理凸度,维持骨量,恢复患者面部的基本外形轮廓。对于上颌骨缺损患者,还需重建牙槽骨高度及上颌骨的正常生理位置,以利于后期的义齿(假牙)修复。考虑到上颌骨缺损(连同邻近的软组织缺损)涉及复杂的解剖形貌,以及缺损造成面貌和功能的明显影响,如何针对不同患者的缺损,选择个性化的治疗方案,仍是临床医生面临的一大挑战。在目前临床上尚缺少统一的治疗规范或指南的情况下,更提倡运用新技术、多学科之间的联合治疗。举例来说,近年来逐渐兴起的数字化外科技术,可进行精确虚拟手术设计,并利用导板和导航技术来指导精确化外科手术过程,可显著提高上颌骨缺损的精确修复重建。对于大型的上颌骨缺损(如半侧缺损),既往采用传统赝复体修复时,其固位多依靠健侧牙,缺损处缺少骨支持,是一个悬空的缺损腔。这样设计的后果是赝复体在咀嚼受力时必然会对健康牙齿施加侧向转矩力,长期受侧向力作用不可避免会造成基牙损伤。因此,如何加强这类赝复体的固位,使之达到受力和承力的长期稳定,一直是困扰临床医生的难题。随着种植技术的不断改进和成熟,近年来采取多学科合作模式,尝试在颧骨植入种植体结合磁性附着体来加强上颌赝复体的固位和支持,取得了较好的临床修复效果(图11-1-4)。

对于以下几种上颌骨缺损或先天性发育不足的患者,可以考虑应用牵张成骨技术。

(1) 半侧颜面发育不全畸形:这类畸形因其软硬组织同时伴发的发育不全,组织缺失量大,长期以来始终是临床难题,即使采用各种复杂的手术技术,矫治效果也常常不佳。牵张成骨技术为其提供了简便易行的矫治方法。根据术前的测量结果,设计在下颌升支和上颌骨的适当部位安放牵张器,然后施以颌间弹力牵引,使上下颌骨以及伴随的颜面软组织、血管神经同步延长,取得了良好效果。

(2) 面中份重度发育不全:儿童期许多严重颅面发育不全综合征患者,单纯采用Le Fort Ⅲ型截骨和植骨,临床效果并不理想。如能在手术截骨的同时安放牵张器,不仅可促使面中份骨结构的大范围前徙,而且可使其术后的稳定性提高、复发率降低。采用这一技术可使面中份整体前移达2.8cm以上,这是传统手术根本无法做到的。

(3) 腭裂继发重度上颌后缩畸形:这是临床面临的又一难题,其难度在于腭裂修复造成的腭部强大软组织瘢痕常常会限制手术中上颌骨的前徙。传统正颌手术一般前徙幅度为6~7mm,且术后伴有严重的复发。为使患者容貌相对协调,建立正常的咬合关系,正颌外科医生在矫治过程中,不得不以下颌后退的方式来补偿上颌前徙所受到的限制。国内外有学者对这类患者尝试采用手术截骨加牵张成骨的方式,取得了非常稳定的矫治效果。

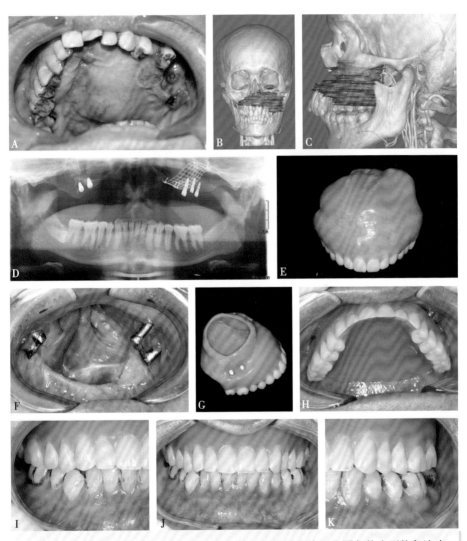

图 11-1-4　双侧上颌骨缺损行颧种植体支持及磁性附着体固位赝复体序列修复治疗
A. 双侧上颌骨成釉细胞瘤复发伴局部恶变口内观　B、C. CT 显示病灶大小约
7.5cm×7.2cm，累及双侧上颌窦、鼻腔、软硬腭、左翼腭窝和颞下窝　D. 手术切除双侧
上颌骨，并同期行颧骨植入种植体后的全口 X 线表现　E. 术后 2 周制作的过渡阻塞
器　F. 术后半年制作的颧支持种植体　G、H. 磁性附着体固位上颌赝复体　I~K. 正式
赝复体戴入后正侧位咬合照，咬合关系得到满意恢复

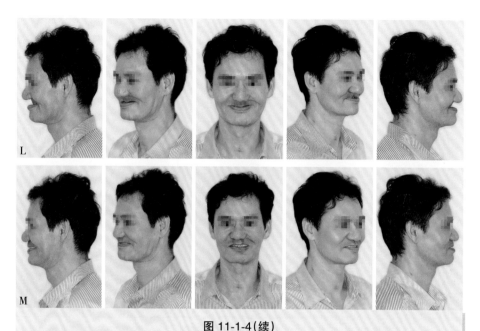

图 11-1-4（续）
L. 未配戴赝复体前，正侧位照片显示面中份和上唇明显塌陷　M. 配戴赝复体后，患者面中份外形获得较满意的修复

7. 上颌骨缺损修复后要注意什么？

先天性上颌骨缺损患者在进行赝复治疗或外科重建后，往往还要经过专业的语音训练才能够达到很好的效果。一般情况下，后天性上颌骨缺损患者手术前应制作腭护板。手术患者一般在术后 2 周开始进行开口训练，同时应保持好口腔卫生，及时清除食物残渣和口腔分泌物。术后 4~8 周复诊检查，专业的口腔修复科医生将根据缺损的具体情况进行赝复体修复。患者配戴赝复体后可能会有一段时间的适应，赝复体不合适时不要自行改动，应复诊，交由口腔修复科医生进行调整修改后再长期使用。睡觉时不宜配戴赝复体，可以自行摘下，先用清水清洗干净，再用专用浸泡液浸泡，不宜使用热水浸泡或加用其他药物浸泡。

（刘习强　黄洪章）

第二节 下颌骨缺损的整形修复

1. 下颌骨缺损有哪些影响?

下颌骨俗称"下巴",如果把头部分为上中下三部分,下颌骨通常决定了面部下 1/3 的外形。同时,下颌骨的存在,对于发挥正常的食物咀嚼和吞咽,以及言语功能非常重要。如果下颌骨出现大范围的缺损,就有可能影响呼吸道的通畅,严重的时候可以导致呼吸通道不畅而危及生命安全。下颌骨是一个人外貌的重要组成部分,一侧下颌骨缺损会引起下颌偏斜,下颌骨前部缺损会引起下颌后缩,同时引起舌后缩,轻者会出现睡觉打鼾,重者可引起呼吸困难。另外,下颌牙也依靠下颌骨的支撑才能行使咀嚼食物的功能,下颌骨缺损很多时候都会伴随牙齿的缺失,采用常规方法配戴假牙也有很大的困难。所以,下颌骨缺损后需要采用一定的方法加以修复。下颌骨的修复不单单需要考虑恢复外貌,使患者的面部外形更加美观,还需要考虑后期牙齿缺损修复,以恢复咀嚼食物的功能,提高患者的生活质量。因此,下颌骨缺损修复一直是口腔颌面外科医生的重要工作内容。

2. 下颌骨缺损的原因有哪些?

导致下颌骨缺损的原因主要有肿瘤本身造成的骨破坏(图 11-2-1)和肿瘤切除术后遗留的缺损。另外,外伤、细菌感染引起的炎症、放射性损伤造成的骨坏死也可以造成下颌骨的缺损(图 11-2-2)。目前,下颌骨肿瘤手术切除后形成的骨缺损是最常见的原因。在这些肿瘤中,最常见的恶性肿瘤是鳞状细胞癌,其他恶性肿瘤还包括骨肉瘤、黏液表皮样癌、腺样囊性癌等。发生在下

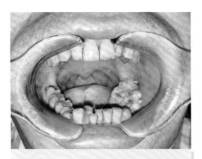

图 11-2-1 牙龈癌侵犯下颌骨

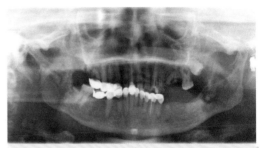

图 11-2-2 放疗引起的骨髓炎

颌骨的良性肿瘤如成釉细胞瘤、骨化纤维瘤、骨巨细胞瘤、颌骨黏液瘤等在手术切除后也会导致下颌骨不同程度的缺损。放射性颌骨坏死是另一个常见的下颌骨手术切除的病因，尤其在广东地区，鼻咽癌放疗患者较多，放疗后出现放射性颌骨坏死的患者并不少见。此外，枪弹伤和交通事故也可以导致下颌骨缺损。

3. 下颌骨缺损修复的目标是什么？

下颌骨缺损导致的颌面部畸形会给患者带来沉重的心理负担，严重影响患者的社会交往和正常生活。因此，下颌骨修复重建不仅要重建下颌骨的完整结构，还应该恢复下颌骨的功能，并以修复颌面部畸形为目标。同时，还应该考虑到后期制作义齿的具体要求，并为之创造最好的基础条件。随着医疗技术的发展和相关工艺的改进，为了获得更理想的修复效果，提高患者的舒适程度，现在的下颌骨缺损修复已经非常重视以功能修复为导向的个体化的修复方案。大范围下颌骨缺损最常用的方法是用带血管的腓骨移植进行修复（图 11-2-3）。

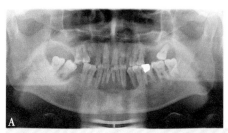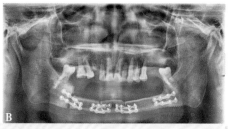

图 11-2-3　牙龈癌切除下颌骨修复前后 X 线表现

A. 牙龈癌切除下颌骨前　B. 牙龈癌切除下颌骨后,采用腓骨修复缺损,恢复下颌骨的完整性

4. 下颌骨缺损修复在什么时候进行最合适?

　　传统观点曾经认为,因肿瘤导致的下颌骨缺损应当延期修复,以便监测肿瘤有无复发。但延期进行下颌骨修复,会导致骨断端和周围软组织瘢痕化和纤维化,软组织的挛缩和塌陷最终将严重影响下颌骨修复重建的效果,同时也会增加手术的难度。随着医学技术的进步、影像学的发展和临床治疗程序的规范,一般情况下,肿瘤切除后同期进行下颌骨修复应该是下颌骨重建的最佳时机。外伤导致的下颌骨缺损患者通常还伴有身体其他部位的损伤,进行下颌骨同期修复重建时需要考虑的因素较多,特别是有大脑、肝脏、脾脏损伤的时候,一般应首先治疗这些重要脏器,以保证患者的生命安全。下颌骨缺损的修复重建手术可以在患者重要脏器状况稳定,全身状况允许的情况下再进行。

5. 下颌骨缺损修复的方法有哪些?

　　下颌骨缺损修复的方法多种多样,主要分为来自患者身体其他部位的自体骨移植,逐步牵引损伤区两侧的骨,促进周围骨生长以关闭缺损的牵张成骨技术,以及以人工生物材料植入为主的修复技术等。这些方法都有各自的优缺点,目前临床上应用最多的是自体骨移植,其中吻合了血管的骨组织移植,由于其抗感染能力强、移植成功率高,已经成为下颌骨缺损修复,尤其是下颌骨大范围骨缺损修复最重要、最常用的方法。

(1) 自体骨移植修复:自体骨移植修复的骨来源于患者自身其他部位的骨,具有很好的生物相容性,不必考虑排斥反应,是较为理想的骨缺损修复材料。而且,骨组织来源广泛,可取自身的肋骨、髂骨(俗称"盆骨")、腓骨(俗称"小腿骨")、颅骨、肩胛骨等。自体骨移植根据是否需要接血管,又可以分为血管化骨移植和非血管化骨移植。此外,为了修复骨缺损周围肌肉的缺损,还可以采用携带了肌肉组织的骨组织瓣进行移植修复。

1) 血管化骨移植:血管化骨移植有可靠的血管提供血液供应,移植后营养供应充足,故移植术后骨的愈合较为迅速。同时,因为移植的骨有血管供血,所以抗感染能力很强。此外,由于移植骨有血管供血,在修复下颌骨缺损的同时,还可修复周围缺损的软组织如口腔黏膜、牙龈和肌肉。随着血管化骨移植技术的日益成熟,已成为现阶段最常用的临床治疗手段。

目前常用的血管化骨移植材料有腓骨瓣(来源于腓骨)、髂骨瓣(来源于髂骨)、肩胛骨瓣(来源于肩胛骨),每种骨皮瓣均有其各自的优缺点,要根据缺损的大小和形状来进行选择。血管化髂骨皮瓣移植血运丰富,抗感染能力强,骨量丰富,有利于后期的种植牙修复。髂骨还具有一定的弧度,可修复下颌骨体部、颏部骨缺损。髂骨取骨区位置隐蔽,取髂骨后遗留的手术瘢痕不易发现,这些是它的优点。但髂骨不易塑造成想要的下颌骨形状,而且髂骨瓣携带的肌肉及皮肤与髂骨紧密附着,有时过于肥厚,不适合口内软组织修复,这是它的缺点。

血管化腓骨瓣修复下颌骨缺损的方法出现以后,经过多年的发展,如今已成为下颌骨缺损修复最常用的血管化骨移植方法。它的优点包括骨量充足,可以获得的骨材料长度有 22~25cm,能满足各种类型下颌骨缺损的修复。腓骨瓣具有骨内供血及骨膜供血两套供血系统,使腓骨截骨后可进行各种形状的塑形,能更好地恢复缺损部位的外形。此外,腓骨外侧骨质较厚,为后期的种植牙提供了更好的骨质基础条件。而且,腿部血管位置较恒定、血管管径较大,手术成功率更高。如果下颌骨骨缺损还伴有口内软组织缺损,则可在修复下颌骨缺损时,切取足够大小的腿部皮肤修复口腔软组织缺损。但血管化的腓骨瓣也有缺点,主要是腓骨直径较细,只有 1.5cm 左右,在修复下颌骨缺损时不能很好地恢复下颌骨的高度,不利于后期义齿修复。此外,切取腓骨后小腿的手术瘢痕明显,不美观。

近年来,为了完美地重建下颌骨形态,更好地恢复容貌,特别是恢复缺失的牙齿,建立正常的上下颌牙的咬合关系,方便咀嚼食物,CAD/CAM 应运而生。CAD/CAM 利用计算机将 CT 数据还原形成可视的三维模型,可在计算机上进行全方位、多层面的分析,模拟手术切除部位、大小、范围,能更好地制订外科手术计划,并利用正常侧的下颌骨,模拟还原出缺损侧的下颌骨。利用模拟出的下颌骨模型,通过 3D 技术打印完成后,在手术过程中指导自体骨组织瓣的制备和成形。这种方法摆脱了以往手术中缺乏准确参照的困境,使移植骨的塑形更加准确,为后期种植义齿的修复做好充分准备。而且,由于术前做好大量设计及测量工作,固定用的成型板也在术前完成,手术中移植骨修整更加容易,大大节省了手术时间。基本过程可以参见图 11-2-4。

2）非血管化骨移植:非血管化骨移植的优点是手术操作简单、创伤小、并发症少,但移植骨块是否成活只能依赖骨缺损区的血供,愈合时间长,抗感染能力差,也不能同时修复软组织缺损。在瘢痕严重、软组织不足、缺损区存在感染的情况下,就不宜使用非血管化骨移植,否则很容易造成手术失败。目前最常用的非血管化骨移植的骨来源主要为髂骨和肋骨。髂骨主要适合下颌骨体部及颏部的修复(图 11-2-5)。带肋软骨的肋骨主要适合半侧下颌骨或下颌升支缺损的修复,肋软骨可以替代颞下颌关节的关节头,手术移植后不易吸收,对恢复颞下颌关节的功能有利。但不管哪一种非血管化的骨移植,植骨的成功与否主要依赖骨移植后的局部供血情况。因此需要特别强调的是,在局部存在感染、瘢痕严重、缺乏软组织覆盖、局部血运不佳的情况下,一般都不适合采用非血管化骨移植来进行修复。

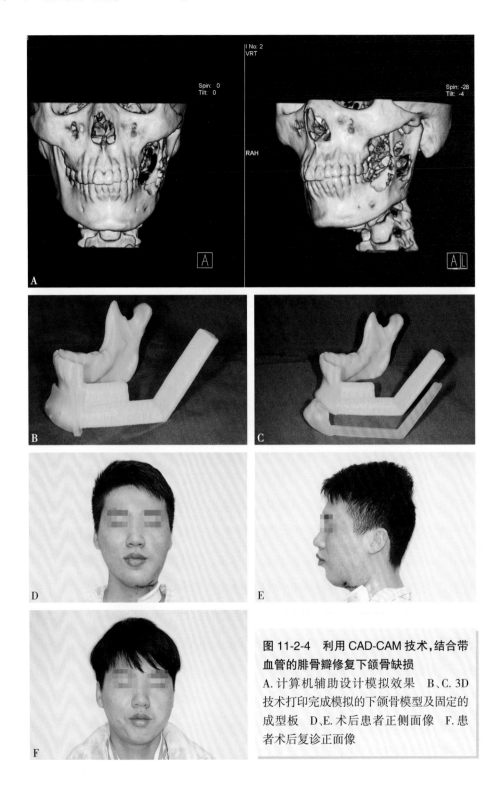

图 11-2-4　利用 CAD-CAM 技术,结合带血管的腓骨瓣修复下颌骨缺损
A. 计算机辅助设计模拟效果　B、C. 3D 技术打印完成模拟的下颌骨模型及固定的成型板　D、E. 术后患者正侧面像　F. 患者术后复诊正面像

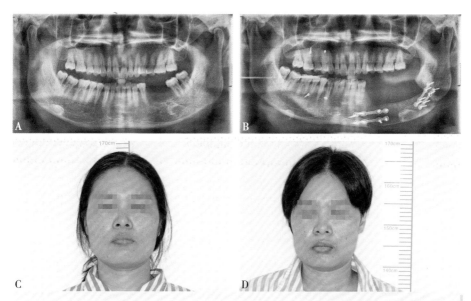

图 11-2-5　切除下颌骨后采用非血管化髂骨修复,可以恢复下颌骨的连续性
A.手术前全口 X 线表现　B.手术后全口 X 线表现　C.手术前正面像　D.手术后正面像

3)带肌肉蒂的骨移植:目的是希望通过肌蒂部分的血供来增加骨的营养,减少移植后的骨吸收率,增加移植的成功率,但由于这种移植骨的营养基本来自骨膜,抗感染能力也不太强,有时仍然可能因发生感染而导致骨坏死或吸收。同时,因为移植骨的血供基本来自骨膜,给骨的塑形也带来了困难,要比较完美地恢复下颌骨的外形有时会比较困难。因此,这种方法多用于下颌骨小范围的骨缺损修复。主要骨来源有带胸骨或肋骨的胸大肌肌皮瓣、带颅骨的颞肌筋膜瓣、带肩胛骨的斜方肌肌皮瓣等。

(2)异体骨移植:同种异体骨主要来源为同一物种的骨组织,移植骨的大小和形态不受限制且塑形容易,但由于需长期冷冻保存。异体骨使用前需充分灭菌,造成骨内活性细胞及细胞因子含量极少,不利于移植后骨的存活。此外,虽然供骨者的筛查及检测水平越来越高,要求也越来越严,但异体骨移植仍无法完全避免疾病的交叉传播,如艾滋病、肝炎等,使异体骨的应用受到一定限制。异体骨移植的另一个问题是免疫排斥,有时需辅助使用免疫抑制药物。因此,目前临床上一般很少采用异体骨移植来进行骨缺损的修复。

(3) 牵张成骨:牵张成骨是指在切开骨的外侧骨质后,将特制的牵张器固定在截骨线两端,通过一定速度和频率施加外力,使骨骼间隙形成新骨以延长骨及软组织的技术。由于这种方法治疗时间较长、费用较高、牵张器安置与拆除需二次手术、长时间携带牵张器容易感染、牵张过程中上下颌牙齿的对应关系不易控制、易出现错𬌗畸形、牵张器固定不稳可导致新骨生成不良等各种因素,在临床应用时,应该特别注意要选择合适的病例。

(4) 人工生物材料植入:人工生物材料植入的特点是以金属网或涤纶网制作成颌骨支架,固定于颌骨缺损区,然后取髂骨的骨松质和骨髓填入缺损,经骨细胞活跃钙化后,可形成整段骨块。如无特殊反应,支架可长期存在于体内。若存在排斥反应,可再次手术取出支架,保留骨质,不会影响最终的手术效果。这种方法的优点是骨松质容易获得,也容易成活。由于支架可任意成形,外形恢复也较好。缺点是不能用于感染区、瘢痕区或缺少软组织保护的骨缺损的修复。此外,对于大范围的缺损修复,效果也不理想,目前主要用于小范围颌骨缺损的修复。

6. 下颌骨缺损修复后需要注意什么?

下颌骨缺损骨移植出院后需要注意保护骨移植的部位,注意不要摔倒,避免受到外力撞击。因为刚移植的骨与自身的骨还没有完全结合,仅靠金属板固定,若受到的外力太大,容易引起移植骨的移位。饮食以流质或软食为主,进食后注意漱口,保持口腔卫生,不要让食物残渣滞留在手术创口的位置,以免影响创口愈合,甚至造成感染。此外,出院后还要注意按照医嘱定期复诊,了解移植骨的愈合情况,以及疾病有无复发等。一般术后 6~12 个月可考虑制作假牙或进行种植牙修复。出院后若有明显不适,应注意及时复诊,不要盲目忍受或接受不规范的治疗。

(侯劲松 黄洪章)

55检